AF179027

Zu diesem Buch

In der islamischen Tradition hat Al-Hidschaama - das Blutige Schröpfen - einen hohen Stellenwert. Der Prophet Muhammad (s.a.s.) ließ sich schröpfen und empfahl die Anwendung dieser Heilmethode. Praktisch in allen Regionen und Kulturen der Welt, auch in Deutschland, ist es ein alt bekanntes Naturheilverfahren (das von Ärzten allerdings nur noch wenig angewandt wird). Diese Schrift informiert den Leser wissenschaftlich fundiert über die Möglichkeiten und Grenzen des Schröpfens.

Von Muslimen wird gefragt, ob es sich bei Al-Hidschaama um eine wunderbare Heilmethode, „das ultimatives Heilmittel" (Layıka 2019) handelt, Kritiker sehen es eher als „eine martialisch anmutende alte Therapie-Variante" (Schuster 2020).

In dieser kleinen Schrift unternimmt der Autor den Versuch einer religiösen und medizinischen Synthese. Weltweite Forschungen etablieren Al-Hidschaama als Teil einer evidenzbasierten Medizin. Wissenschaftlich fundiert wird das Blutige Schröpfen erklärt, die Abhandlung kann auch als praktische Anleitung für die Praxis dienen. Wir beschäftigen uns mit der Geschichte, der Technik, der Wirkweise und den Anwendungsgebieten. Die islamische Tradition fließt ebenso ein wie die langjährige therapeutische Erfahrung des Autors. Gezeigt wird, wie zutreffend die meisten der Überlieferungen des Propheten zu diesem Thema sind und dass auch in der heutigen Zeit auf dieses bewährte Heilverfahren nicht verzichtet werden sollte.

Alles Lob gehört Allah (t).[1] Ihm danke ich, Seine Hilfe suche ich und um Seine Vergebung bitte ich. Bei Ihm suche ich Zuflucht vor Fehlern und Fehleinschätzungen. Wen Allah (t) rechtleitet, der wird nicht fehlgehen; wen Allah (t) fehlgehen lässt, für den gibt es keine Rechtleitung. Ich bezeuge, dass es keinen Gott außer Allah (t) gibt und ich bezeuge, dass Muhammad (s.a.s.)[2] Sein Diener und Sein Gesandter ist.

---

[1] T steht für arabisch تعالى (*ta'ālā*, erhaben ist Er), dies wird von Muslimen bei der Nennung Gottes gerne ehrfürchtig hinzugefügt.
[2] S.a.s. steht für صَلَّى اللهُ عَلَيْهِ وَسَلَّم (*ṣallAllahu 'alayhi wa sallam*, Gott segne ihn und schenke ihm Heil), dies wird bei Nennung des Propheten von Muslimen gerne hinzugefügt (in Anlehnung an Sure 33,56).

Süleyman T. Böhringer

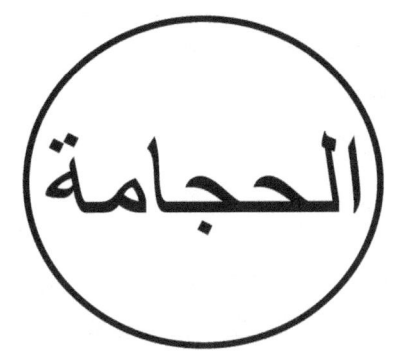

الحجامة

Al-Hidschaama

Das Blutige Schröpfen

Islamische Tradition und
Wissenschaft

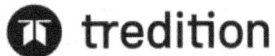

Das Bild auf dem Buchcover zeigt eine Hidschaama-behandlung an den wichtigen aus der Sunna bekannten Stellen *Achda'ayn* (auf beiden Seiten des Nackens) und *Kâhil* (Hormonbuckel).

ISBN Softcover: 978-3-384-37354-0
ISBN Hardcover: 978-3-384-37355-7

Druck und Distribution im Auftrag des Autors:
tredition GmbH
Heinz-Beusen-Stieg 5
22926 Ahrensburg
Germany

Inhalt

Zu diesem Buch 1

Einführung 7

Zur Geschichte des Schröpfens 14

An welchen Stellen wird geschröpft? 30

Praktische Durchführung.....................................42

   Technik 43

Therapierisiken..52

Wem hilft Hidschama (Indikationen)? 61

Das Trockene Schröpfen.......................................84

Wie wirkt das Blutige Schröpfen? 90

   Lokale Wirkungen 92

   Segmentale Wirkungen 101

   Allgemeine Wirkungen 104

Besonderheiten für Muslime 111

Neuerungen...115

Beruf 120

Ausblick 124

Literatur 134

Stichwortverzeichnis...150

Über den Autor...152

Einführung

Al-Hidschaama, das Blutige Schröpfen, wird seit tausenden von Jahren in der Medizin angewandt; es gilt als eines der ältesten Therapieverfahren. Weltweit ist oder war diese Heilmethode verbreitet, wir finden Beschreibungen vor 4200 Jahren im Alten Ägypten, vor 2500 Jahren im Alten Griechenland, und auch in der Arabischen Medizin vor 1400 Jahren.

Aus dieser Zeit stammen die Hadise [حديث (ḥadīt)], Überlieferungen des Propheten Muhammad, die uns in diesem Buch begegnen.[3] In der wissenschaftlichen Literatur schreibt man ein nicht in lateinischen Buchstaben geschriebenes Wort in Umschrift (Transliteration), dabei wird jedem ausgesprochenen arabischen Buchstaben ein definiertes lateinisches Buchstabenzeichen zugeordnet und auch die Vokale werden geschrieben. Diese in Umschrift geschriebenen Worte werden in Texten meist klein und kursiv geschrieben, oder hinter den arabischen Buchstaben in Klammern. Der Leser weiß damit, wie ein Wort korrekt ausgesprochen wird. Ist ein Fremdwort in einer Sprache geläufig, wird auf die Umschrift verzichtet, auf die Gefahr hin, dass das Wort nicht ganz

---

[3] Hadis (oft auch Hadith geschrieben) und Überlieferung (des Propheten) benutze ich in diesem Text synonym. Im Arabischen lautet der Plural von Hadis eigentlich Ahadis (aḥadīt), der Verständlichkeit halber benutze ich diese eingedeutschte Pluralform.
Das ‚H' (ح) in Hadis (حديث) ist ein stimmloses Rachen-H wie auch in Hidschaama (s.u.), das ‚s' (ث) wird wie ein hartes englisches ‚th' ausgesprochen.

richtig ausgesprochen wird, wie z. B. bei Hadis bzw. Hadith. Quelle für die zitierten Hadise ist in der Regel sunnah.com, wo neben den arabischen Texten eine englische Übersetzung zu finden ist.[4] Wir wählen für das Arabische الحجامة (al-ḥiǧāma) die Schreibweise Al-Hidschaama, wie das Wort im Deutschen ausgesprochen wird;[5] andere Schreibweisen sind Hijama (so auch im Englischen oder Französischen), Hijamah, Hidjama oder Hecama, im Türkischen Hacamat.[6] Das Verfahren gehört zur Sunna, ist eine anerkannte Tradi-

---

[4] Diese umfangreiche Zusammenstellung enthält die Hadise wichtiger Werke und Sammlungen: Sahih al-Bukhari, Sahih Muslim, Sunan an-Nasa'i, Sunan Abi Dawud, Jami' at-Tirmidhi, Sunan Ibn Majah, Muwatta Malik, Musnad Ahmad, 40 Hadith Nawawi, Riyad as-Salihin, Al-Abad Al-Mufrad, 40 Hadith Qudsi, Shama'il Muhammadiyah und Bulugh al-Maram. Die Einstufung der Hadise, die nicht in den beiden Sahih-Sammlungen enthalten sind, folgen Scheich al-Albani (Muhammad Nasiruddin al-Albani, 1946-1999) und Darussalam (Zubair Ali Zai, 1957-2013).
Die Übersetzung erfolgte nach Angaben der Seite von unterschiedlichen Übersetzern, die nicht namentlich aufgeführt sind.
[5] Wird im Deutschen ein Buchstaben verdoppelt, dann wird er lang und betont ausgesprochen (in der Umschrift verlängert ein Strich über dem Buchstaben die Aussprache). Da das h, das im arabischen Wort am Ende steht, stumm ist, wird es in der Umschrift nicht geschrieben, auch in der gewählten Schreibweise wird deswegen auf diesen Buchstaben verzichtet.
[6] Es gibt unterschiedliche Transliterationssysteme, die auch von Land zu Land variieren können. In der mir vertrauten Form, die sich an die Konvention der Deutschen Morgenländischen Gesellschaft (DMG) anlehnt, schreibt man für den arabischen Buchstaben ج in Lautschrift [ǧ], während in den englischen Texten üblicherweise [j] benutzt wird.

tion des Propheten und deshalb auch heute noch unter Muslimen weltweit verbreitet.

Anders als beim edlen Koran kommt es bei den Überlieferungen nicht auf die gewählten Worte an, da diese je nach Überlieferer unterschiedlich sein können. Bei manchen Bedeutungen ist es allerdings hilfreich, die genauen Worte zu kennen, deshalb wird hier oft auch der arabische Text wiedergegeben. Da dieses Büchlein auch als Handreichung für meine Patienten gedacht ist, die mich oft zu Hidschaama befragen und zum Teil aus der Türkei stammen, wird neben der deutschen manchmal auch eine türkische Übersetzung angefügt. Wichtig bei Hadisen ist auch deren Bewertung durch die Gelehrten, nach Möglichkeit werden als ṣaḥīḥ eingestufte gewählt, das sind authentische Überlieferungen mit geschlossener Überlieferungskette (isnād)[7] und inhaltlicher Zuverlässigkeit.[8]

Noch vor 200 Jahren wurde das Schröpfen in Europa vielfältig angewandt, der englische Chirurg Charles Kennedy schrieb z. B. 1826: „Die Kunst des Schröpfens und ihre günstigen Wirkungen sind so gut bekannt, dass es völlig unnötig ist, das zu beweisen, was bereits seit ältester Zeit eingesetzt wird." (zitiert nach Chirali 2002:7f)

Heutzutage wird das Blutige Schröpfen in Deutschland weiterhin in Naturheilpraxen angewandt. Es ist mit dem aus

---

[7] „Überliefert von Ibn Omar" bedeutet z. B., dass es sich bei dem Sohn von Omar um den ersten der Überlieferungskette handelt.
[8] Ṣaḥīḥ heißt wörtlich aus dem Arabischen übersetzt *gesund* und ist ein Fachbegriff aus der Hadiswissenschaft.

Österreich stammenden Arzt Bernhard Aschner (1883-1960) zu verdanken, dass dieses und andere bewährte Naturheilverfahren im deutschsprachigen Raum bekannt geblieben sind.

In der Schulmedizin begegnet uns dieses Verfahren praktisch nicht mehr. Der kritische Leser sollte deshalb nicht den voreiligen Schluss ziehen, dass das Blutige Schröpfen ein veraltetes Heilverfahren ist und in der Medizin nicht mehr benötigt wird. Blutausleitende Methoden wie Schröpfen, Aderlass und Blutegel haben historisch bedingt in Europa einen schlechten Ruf; der Grund liegt nicht in der fehlenden Wirksamkeit, sondern weil sie missbräuchlich und zu viel angewandt wurden. Den Therapeuten war oft nicht klar, wie endlich und kostbar Blut ist.[9]

In manchen Teilen der islamischen Welt ist diese Heilmethode vorübergehend in Vergessenheit geraten, in anderen wird sie nach wie vor praktiziert. „Nach *Dr. Beck (Kronfeld-Hovorka)* kann eine *Araberin* nicht einen Monat, ja nicht eine Woche existieren, ohne sich einen Schröpfkopf aufsetzen zu lassen. Die *Perser* nennen ihre Schröpfköpfe 'Hedschameh' und lassen sich seit Menschengedenken fleißig schröpfen." (Bachmann, 1952:10) Bei den Kurden wird diese Methode (*Hijama, chuen bar dan*) z. B. „heute als eine der einfluss- und erfolgreichsten Behandlungen ange-

---

[9] Dass das Blut im Körper zirkuliert war lange nicht bekannt, da die feinsten Gefäße, die Kapillaren, mit bloßem Auge nicht sichtbar sind. In der europäischen Geschichte wurde erst 1628 von William Harvey der Blutkreislauf korrekt beschrieben; ungefähr 400 Jahre zuvor hatte schon der arabische Universalgelehrte Ibn Nafīs den Lungenkreislauf entdeckt.

sehen, die sich unter allen anderen traditionellen Heilmethoden durchsetzen konnte. Die Idee und das Rätsel des Erfolgs liegen im raschen Zumverschwindenbringen der Symptome bei verschiedenen Krankheiten wie Muskelverspannungen und anderen lokalen Schmerzen und Beschwerden im Körper." (Dlawr 2008:65)

Unzählige Studien von unterschiedlicher Qualität wurden und werden zu Hidschaama durchgeführt. Wissenschaftlich wird daran gearbeitet, die Wirkweise zu verstehen und Anwendungsgebiete zu etablieren. Um den Text nicht zu überladen, werden Details oft in Fußnoten aufgeführt. Auffällig ist, dass Kritik an Hidschama meist in englischsprachigen Veröffentlichungen laut werden, obwohl die meisten Studien in anderen Sprachen veröffentlicht werden (z. B. auf Arabisch, Urdu und Chinesisch).[10] Neuere deutsche Bücher zum Thema Schröpfen beschäftigen sich vor allem mit dem Trockenen Schröpfen, das Blutige Schröpfen wird in der Regel nur beiläufig erwähnt.

Abgrenzen muss man das blutige Schröpfen vom Aderlass (*al-Faṣd*). Beim Aderlass wird ein größeres Blutgefäß - in der Regel eine Vene - punktiert; dabei können beträchtliche Mengen Blut verloren gehen. Eine Reihe von Todesfällen auch von berühmten Persönlichkeiten wird mit dieser Methode in Verbindung gebracht.[11] Etwas Verwirrung

---

[10] Möglicherweise ethnozentrisch bedingt, fremde Kulturen und Religionen werden gerne abgewertet.

[11] „It is believed that bloodletting was the reason behind George Washington's death in 1799 CE, after he had lost approximately 2.4 litres of blood. Other notable historical figures whose deaths are

besteht bezüglich beider Methoden, weil sowohl die eine als auch die andere Methode oft von den gleichen Ärzten beschrieben und angewandt wurden und es auch Methoden gibt, bei denen durch tiefe Schnitte ins Gewebe viel Blut verloren geht. Es gibt Hinweise, dass der Aderlass von den Arabern vor dem Islam praktiziert wurde und der Prophet Muhammad (s.a.s.) dieser Praxis ein Ende bereitet hat.

„There is a strong likelihood that general bloodletting was common with the pre-Islamic Arabs, with the subsequent practice of cauterization to prevent any significant blood loss once a vein or artery was cut. […] If this was indeed the case, then the practice of puncturing a vein or artery - to let blood out in the hope that it would cure (with subsequent cauterization of the area) - was seemingly put to an end by the Prophet. This in turn would explain why 'general bloodletting' (faṣd) was never practised by the early Muslims following the Prophet's death, despite their awareness of it." (El-Wakil 2011:5)

In einer verbreiteten Übersetzung der berühmten Hadith-Sammlung Ṣaḥīḥ Al-Buḫāryy ins Deutsche (Rassoul o.J.) wird übrigens Al-Hidschaama fälschlicherweise mit ‚Aderlass' übersetzt; dies zeigt, dass selbst unter gebildeten

thought to have been linked to bloodletting include Pope Innocent VIII (1431-1492 CE), Charles II (1630-1685 CE), his niece Queen Anne (1665-1714 CE), Lord Byron (1728-1824 CE) and Mozart (1756-1791 CE)." (El-Wakil 2011:4).

Muslimen die Methode nicht immer bekannt ist und richtig verstanden wird.[12]

---

[12] Mohammad Rasul hat sich durch eine Koranübersetzung und die Veröffentlichung vieler anderer Schriften über den Islam in deutscher Sprache verdient gemacht hat; er stammt aus Ägypten.

Zur Geschichte des Schröpfens

Der Gesandte Gottes (s.a.s.) sagte: Schröpfen (Hidschaama)
gehört zu euren besten Heilmitteln.[13]

حَدَّثَنَا مُوسَى بْنُ إِسْمَاعِيلَ، حَدَّثَنَا حَمَّادٌ، عَنْ مُحَمَّدِ بْنِ عَمْرٍو، عَنْ أَبِي سَلَمَةَ، عَنْ
أَبِي هُرَيْرَةَ، أَنَّ رَسُولَ اللَّهِ صلى الله عليه وسلم قَالَ " إِنْ كَانَ فِي شَيْءٍ مِمَّا تَدَاوَيْتُمْ
بِهِ خَيْرٌ فَالْحِجَامَةُ " .

Hacamat sizin en iyi tedavi yollarınızdır.

Dieses Hadis bezieht sich zunächst auf die Zeit des Propheten Muhammad und lässt sich geschichtlich einordnen.
Nicht nur bei den alten Arabern war das Schröpfen eine
bedeutende Heilmethode, sondern über Jahrtausende
weltweit.

„Schröpfen ist eine Kunst, deren Wert jeder erkennen kann,
der ihre heilende Wirkung an anderen Menschen oder an
sich selbst beobachten konnte", schrieb 1823 Samuel Bayfield
in England." (zitiert nach Chirali 2002:7)

In einem geschichtlichen Beitrag über die Schröpfbehandlung führt Friedrich Pecker (Bachmann 1952:9-23) unzählige
Belege über die Anwendung der Schröpfkopfbehandlung
auf. Bei der historischen Angabe zu Indikationen, d. h. bei
welchen Krankheiten die Schröpfbehandlung angebracht

---

[13] Sunan Abī Dāwūd (3857), überliefert von Abū Huraira; dieses
Hadis wird von Al-Albani als *ṣaḥīḥ* eingestuft.
Im Ṣaḥīḥ al-Buchārī (5696) finden wir folgenden Wortlaut (überliefert von Anas): *The best medicines you may treat yourselves with are*
cupping and sea incense. " إِنَّ أَمْثَلَ مَا تَدَاوَيْتُمْ بِهِ الْحِجَامَةُ وَالْقُسْطُ الْبَحْرِيُّ "

und erfolgsversprechend ist, müssen wir uns im Klaren sein, dass früher Diagnosen symptomorientiert gestellt wurden.[14]

Der mesopotamische Arzt Urlagaledinu (3300 v. Chr.) hat z. B. auf seinem Siegel drei Schröpfköpfe. Beschrieben wird die Methode auch im 'Veterinärpapyrus' der Alten Ägypter (2200 v. Chr.); den Toten gab man offenbar sogar Schröpfgläser mit in die Gräber. In der 'Samhita' (Sammlung), dem Werke des altindischen Arztes Susrutas, werden Kuhhörner oder Hohlkürbisse zum Schröpfen empfohlen; Teile dieser Sammlung sollen aus den Jahren 1200-1400 v. Chr. stammen.[15]

Auch von den meisten Naturvölkern wird über den Einsatz des Schröpfens durch Medizinmänner und Heilkundige berichtet. „So werden (Dtsch. med. Wschr. 1908, 22 C. *Potock*) seit undenklichen Zeiten in *Südafrika* kupferne Schröpfköpfe verwendet, Kronfeld-Hovorka zitiert *Wissmann* und *Wolf*, die dasselbe aus dem *Kuango-Kassai*-Gebiete berichten; die

---

[14] Die Symptome von einer Lungenentzündung (Pneumonie) können z. B. denen einer Lungenembolie oder eines Bronchialkarzinoms ähneln; ohne bildgebende Verfahren wie dem Röntgen und Laboruntersuchungen (Entzündungszeichen) ist eine Differentialdiagnose nicht einfach möglich. Auch die Übertragung eines uralten Krankheitsbegriffes und dessen Übersetzung ist vermutlich nicht einfach und wohl auch nicht immer ganz zutreffend, kann z. B. ein Arzt wie Celsius vor 2000 Jahren einen Ileus (Darmverschluss) gekannt, diagnostiziert und mit dem Schröpfen erfolgreich behandelt haben?

[15] Bishagratna, der Herausgeber der Sammlung, nimmt an, „daß diese in den meisten Belangen heute noch gültige Fassung erst im 5. Jahrhundert vor Chr. ihr endgültiges Gesicht bekam." (Bachmann 1952:9)

Bassari in *Togo* sollen Kuhhörner seit altersher benützen, ebenso die *Kaffern, Bassuto, Suaheli.*" (Bachmann 1952:10)

In der griechisch-römischen Medizingeschichte begegnet uns das Schröpfen schon recht detailliert in den Schriften des Hippokrates von Kos (460-359 v. Chr.). „Wenn einer heftige Kopfschmerzen hat, so lege man, welcher der oberen Teile auch erkrankt sein mag, einen Schröpfkopf an." [Die Krisen, Kapitel 59] „Wenn man einem Kranken von solcher Verfassung (gemeint ist eine eitrige, fieberhafte Angina mit Erstickungsanfällen) begegnet, so tue man das Folgende. Zunächst setze man Schröpfköpfe auf den ersten Halswirbel auf, hierauf neben den Ohren auf beiden Seiten des Kopfes, nachdem man die Gegend abrasiert hat, und wenn man dann Schnitte gemacht (skarifiziert) hat, lasse man den Schröpfkopf möglichst lange fest sitzen." [Die Krankheiten II, Kapitel 26] „Wenn sich (bei der Lungenentzündung) der Schmerz hinter die Schulterblätter verzieht, so setze man einen Schröpfkopf auf die Adern in den Händen." [Die Krankheiten, Kapitel 45] „Wenn sich irgendwo an den Gelenken eine Geschwulst zeigt, eine Ablagerung sich aber nicht einstellen will, so lege man einen Schröpfkopf auf und entziehe Blut, indem man mit einer dreieckigen Nadel in die Knie einsticht, wenn sich dort eine Geschwulst befindet, die anderen Gelenke hingegen steche man nicht an." [Kapitel 41] Und noch ein Zitat von Hippokrates, dieses Mal aus dem Buch 'Die Wunden und Geschwüre' [Kapitel 24]: „Man muß Blut abzapfen, besonders aus den den Zufluß vermittelnden Blutadern (von Krampfadergeschwüren), falls diese deutlich zu erkennen sind. Ist das nicht der Fall, so muß man auf den

Geschwüren ziemlich tiefe und zahlreiche blutige Schröpfungen vornehmen, und zwar mit möglichst spitzen und möglichst dünnen eisernen Instrumenten."

Erasistratos (ca. 305-250 v. Chr.) vertritt die Meinung, dass das Schröpfen wegen seiner entgiftenden Wirkung dem Aderlass vorzuziehen sei.

Aulus Cornelius Celsus (30 v. – 38 n. Chr.), ein bedeutender Medizinschriftsteller seiner Zeit, schreibt folgendes: „Man gebraucht Schröpfköpfe dort, wo der Fehler nicht im ganzen Körper, sondern in irgendeinem Teil desselben steckt." „ … wenn der Körper nicht geschwächt werden soll und darf, dementsprechend also, wenn ein Aderlass kontraindiziert ist." Schröpfen empfiehl er z. B. bei Fieberdelirien (am Nacken), bei Meningismen, Lyssa, Cephalgien, Torticollis rheumatica, Augenerkrankungen, Anginen, septischen Wunden, Ischias, Meteorismen und Ileus.

„Ein Zeugnis der Anwendung der Schröpfköpfe gegen die Bisse von Hunden, Katzen, giftigen Tieren, Schlangen, Skorpionen und Insekten gibt *Dioskorides* aus Alexandria, der im ersten nachchristlichen Jahrhundert lebte, in einem Anhang des Werkes 'De materia medica'." (Bachmann 1952:14)

„Im zweiten Jahrhundert nach Chr. lebte *Aretaeus* aus Kappadokien, einer der besten Kenner der Medizin seiner Zeit. Seine Werke sind z. T. erhalten und sprechen von einem umfassenden Wissen. Neben den anderen bei ihm angeführten Indikationen, die ja z. T. immer wieder die gleichen sind, nicht nur, wie manche behaupten, weil die Autoren schon damals so viel voneinander abgeschrieben haben wie heute, sondern weil sich die Methode immer wieder bei bestimmten Krankheitszuständen bewährte, fällt die die Anwendung bei der Epilepsie auf." (Bachmann 1952:14)

„Der zweifellos bedeutendste römische Arzt, *Claudius Galenus* (geb. 131 in Pergamon, Kleinasien, gest. 201 nach Chr. in Rom), von dem über hundert medizinische Schriften erhalten sind, widmet dem Schröpfen einen bedeutenden Platz in seiner Monographie 'De methodo curandi per sanguinis missionem', sowie stellenweise auch in seinen übrigen Werken. ... Während ich bei *Celsus* betont habe, daß er nur an eine Lokalwirkung geglaubt hat, fällt bei *Galen* auf, daß er die später immer wieder zu findenden Heilwirkungen auf von dem Schröpfort entfernte Körperregionen hervorhebt. So wäre der über den weiblichen Brüsten und unter denselben angewandte Schröpfkopf gegen Fluor vaginalis anzuwenden, dort wären Schröpfköpfe auch gegen Nasenbluten anzusetzen." (Bachmann 1952:14)

„Als letzten bedeutenden griechischen Arzt müssen wir noch *Antyllus* nachtragen, der etwa 300 nach Christus gelebt hat. Von seinen angeblich sehr umfassenden Werken ist nur mehr weniges übrig geblieben; *Oribasius* zitiert ihn wiederholt. In seinem Buch 'Über die ausleerenden Mittel' spricht er ausführlich über die Möglichkeiten des Schröpfverfahrens." (Bachmann 1952:15)

„*Oribasius* aus Pergamon (325-400 nach Christus), bekannt als Leibarzt und Günstling des Kaisers Julianus, schrieb 70 Bücher seiner '*Synagogé iatrike*' (Ärztlicher Kongress), in welcher er seine eigene Erfahrung mit der von *Galen*, *Antyllus*, *Aristoteles*, *Herodot*, überhaupt mit all dem verglich, was an Quellen Wert und Rang hatte. ... Im achten Buch seines großen Werkes 'Peri Sikyoon', d. h. Über die Schröpfköpfe, schreibt er der Schröpfmethode eine blutreinigende, entzündungswidrige, schmerzlindernde, sonst auch die Funktionen z. B. des Magens steigernde, Depressionen beinflussende Wirkung zu; der Schröpfkopf könne hämostatisch und fluorostatisch wirken, den Kreislauf ('circuitus' heißt es im Text) des Blutes und der Säfte beeinflussen, 'Schweregefühle der Organe' beheben, - alles Behauptungen, die sich durch die Jahrhunderte als tatsächlich richtig erwiesen haben." (Bachmann 1952:15)

„Oft wird im Zusammenhang mit der Schröpfkunst der ein Jahrhundert später (im 7. Jahrhundert nach Chr.) lebende *Paulus von Ägina* zitiert. Sein Kapitel über das Schröpfen [6. Buch, Cap. 41] bringt Bemerkenswertes über die Technik der Applikation und über Vorsichtsmaßnahmen, die auch heute noch nicht genügend von gewissen Landbadern usw. beachtet werden." (Bachmann 1952:15)

„Die Verlegung des Kulturmittelpunktes von Rom nach Byzanz im 5. Jahrhundert zusammen mit der damals ungeheueren Popularität des Galenus, der von *Honein Ibn Ishak* (gest. 873) ins Arabische übersetzt wurde, führte zum Aufblühen der Medizin in Arabien, wobei der Weg deutlich über Syrien und Persien geht." (Bachmann 1952:15)

Wir können feststellen, dass zur Zeit des Propheten Muhammad (s.a.s.) (570-632 n. Chr.) die Schröpfkopfbehandlung fester Bestandteil der ärztlichen Kunst war und Hidschaama keine Erfindung der Araber oder Muslime ist.

„Im Arabien des 9. Jahrhunderts finden wir als den zweifellos bedeutendsten Arzt den Bagdader *Rhazes*, eigentlich Abu

Bekr Mohammed *el Razi* (850-911), der über 200 Werke schrieb, darunter eine Art Handbuch der gesamten Medizin 'Liber Continentis', das auch der Schröpfkunst rühmlich Erwähnung tut. Während Rhazes sich inhaltlich streng an Galenus hält, wenigstens was die Schröpfkunst betrifft, finden wir bei seinem ebenbürtigen Gegenspieler *Abdulkasim* aus Cordoba, der 1106 starb, mehr eigene Ideen." Z. B. werden die Tages- und Jahreszeit bei der Behandlung berücksichtigt, er erstellte eine Art Schröpftabelle ähnlich den mancherorts üblichen Aderlasskalendern. „Die beliebtesten Stellen für die Schröpfkopfapplikation decken sich mit den Prädilektionsstellen eines physiologischermaßen trägen Kreislaufes, die der Wiener Internist *Eppinger* 'Blutdepots ' nannte. Eppinger wies durch Injektion von Farbstoffen in solche Blutdepots nach, dass noch nach Jahren vereinzelt rote Blutkörperchen dortselbst gefunden werden können. Man dachte sich die Wirkung regelmäßiger Schröpfung als eine Art Bluterneuerung.

An Anzeigen für die Anwendung des Schröpfens gibt *Abulkasim* etwa an: Die Verwendung von Schröpfköpfen am Nacken bei Augenaffektionen und Cephalgien, seitlich am Halse bei den gleichen Krankheitsbildern. Bei Krankheiten der Respirationsorgane wie Bronchitis, Asthma bronchiale, Stauungen im kleinen Kreislauf mit den entsprechenden Symptomen wie Husten, Atemnot etc. sind die Schröpfköpfe hoch genug zwischen die Schulterblätter zu setzen, wo sie auch bei vollblütigen Individuen verwendet werden, deren Erscheinungen, z. B. Wallungen, Kongestionsgefühle, Parästhesien auf ein Zuviel an Körpersäften zurückzuführen sind, etwa als Folge einer zu üppigen Lebensweise. Am Kinn werden entsprechend kleine Schröpfköpfe angesetzt bei Mundhöhlen- und Mundhöhlenbodenentzündung, Anginen, Gingivitis. Über Kreuzbein und Steißbein werde geschröpft bei Hämorrhoiden, Menorrhagien, dysenterischen Darmblutungen, Nierenaffektionen entzündlicher Art, Orchitis, Kraurosis bzw. Pruritis vulvae. Das Schröpfen zwischen und auf den Schultern hätte bei Fieber einen antipyretischen Effekt, bei Verwendung an den unteren Extremitäten sehe man gute Wirkung bei Erkrankung von Niere, Gebärmutter und Blase.

Bei *Avicenna*, auch *Ibn Sina* genannt, einem der größten Philosophenärzte Arabiens, der 980-1037 in Bochara lebte, finden sich im umfangreichen 'Kanon der Medizin' ähnliche Angaben über das Schröpfen." (Bachmann 1952:15f)

Im Europa des 11. und 12. Jahrhunderts wurden in Italien die berühmten Ärzteschulen von Salerno und Bologna gegründet. „Pedanterie und Hochmut kennzeichnen neben einem unüberwindlichen Autoritätsglauben die damaligen Vertreter der Heilkunst, deren Dünkel nicht erlaubte, Anatomie oder Chirurgie praktisch zu betreiben. ... Gar nun die Beschäftigung mit solch blutiger Maßnahme wie dem Schröpfen war etwas, was man mit eleganten Handschuhen nicht ausführen konnte; ... Die Zuziehung eines weltlichen Arztes war zur damaligen Zeit etwas Kostspieliges, dagegen konnte man in jedem Kloster kostenlos oder gegen eine Spende ärztliche Hilfe in Anspruch nehmen. Dort wurden auch Schröpfung und Aderlaß gepflegt."

Ausnahmen waren im 13. Jhd. der italienische Chirurg Lanfranchi, der über die Technik und Indikationsstellung beim Schröpfen berichtet und der französische Chirurg Henry de Mondeville. Letzterer hat in seinem Buch 'Chirurgia Tractat III' ein ausführliches Kapitel über die Schröpfkunst. „Er gibt 15 Regeln an, wonach z. B. bei Südwind und Nebel nicht geschröpft werden soll, am besten jedoch bei Vollmond und gegen die dritte Tagesstunde. ... Ein Kind soll vor dem zweiten Lebensjahre nicht geschröpft werden, wenn es schwächlich ist, dagegen sei das Schröpfen das beste Mittel an Stelle des Aderlasses bei schwächlichen Naturen. Manchmal sei ein Abführmittel vor dem Schröpfen am Platze, ebenso soll man nach dem Schröpfen etwas essen. Die Haut muß vorher gewaschen werden; Abrasieren etwaiger Haare, Einfetten mit Salbe und Überlegung beim Blutabnehmen seien erforderlich: Obschon kräftige Naturen hier das Meiste vertragen, sei bei schwächlichen Vorsicht am Platze.

... Bis zum 16. Jahrhundert, können wir sagen, lagen die Verhältnisse beim Schröpfen ähnlich wie noch heute in den Kulturländern. Ärzte übten die Methode höchst selten und widerstrebend aus - ... Ebenso lag das Schröpfen auch bis zum 16. Jahrhundert in den Händen der heilbeflissenen Laien, der Haarkünstler, Scharfrichter, Fleischhauer, Wahrsagerinnen, Hebammen, Kräuterweiber, Beinbrecher und Zahnzieher."

„Einen wahren Aufschwung nahm die Schröpfkunst, wie angedeutet, unter den Ärzten des 16. Jahrhunderts. Es dürfte mit dem Anbrechen einer neuen Ära der Chirurgie und Anatomie eben nicht mehr diskreditierend gewesen sein für einen zünftigen Arzt, auch einmal etwas über das Schröpfen zu schreiben. ... Besonders übersichtlich ist (von dem italienischen Arzt) Orazio Augenio 'De ratione curandi per sanguinis missionem' Buch 10 Kap. 12-24. »Er beschreibt die Gestalt und Größe der in Verwendung stehenden Schröpfer, ihre Technik, das trockene und blutige Schröpfen, die von der oberflächlichen Skarifizierung zu unterscheidende tiefe Skarifikation durch einige Einschnitte mit dem Skalpell.«" (Bachmann 1952:17f) Das Buch führt auch die Ziele des Schröpfens auf (Entleerung, Revulsion,[16] Schmerzlinderung, Alteration,[17] Attraktion von Säften zur Körperoberfläche, Beseitigung einer Lageanomalie, Überleitung von einer Schwellung von einem 'edlen' Organ auf ein nicht edles, Überleitung von einer Schwellung vom Inneren des Körpers gegen die Oberfläche), und enthält auch eine Schröpftabelle mit den Stellen, an denen geschröpft wird (vorne am Kopf und am Hinterkopf, über dem Kinn, oben, in der Mitte und unten am Hals, am Oberarm, unter den Rippenbögen, über der Nierengegend, am Gesäß, an den Hüften, an der Kniekehle, an den Unterschenkeln) und den dazugehörigen Indikationen. In Frankreich schreibt Ambroise Paré (1509-1590) ausführlich über das Schröpfen, neben den Indikationen wie bei den anderen Autoren empfiehlt er es auch bei Gebärmuttersenkungsbeschwerden und um einen Steinabgang über die Harnleiter zu erleichtern. „Die bedeutendste englische Quelle des 16. Jahrhunderts dürfte das Werk 'Discourse of the whole Art of surgery' des englischen Chirurgen Peter Lowe sein (in dem Kapitel 'Boxing and Ventosing')." (Bachmann 1952:19)

[16] Umwälzung (lateinisch revulsio)
[17] Veränderung (lateinisch altere: ändern)

Der bekannte deutsche Arzt Christoph Wilhelm Hufeland (1762-1836) schreibt in Band II seines Werkes 'System der praktischen Heilkunde' über das Schröpfen: »Er sagt daselbst: "Das Schröpfen – ein wirksames jetzt zu sehr vernachlässigtes Hautreinigungsmittel. Die Wirkung scheint teils in dem kräftigen Hautreiz, teils in der Entfernung stockender und krankhafter Säfte zu liegen." Hufeland wendet das Schröpfen bei allen sthenischen Zuständen an, d. h. wenn er glaubt, daß die Natur in ihrem Heilungsbestreben übers Ziel schießt. Das Schröpfen wirke antisthenisch, schwächend auf die örtliche Reaktion, regulierend auf die Blutmenge in den Kapillaren, sedativ und hautatmungsbegünstigend. Es ist daher angebracht, bei örtlichen Entzündungen und Kongestionen, bei lokaler und allgemeiner '*Plethora*' (Blutüberfüllung – ein damals auch bei Ärzten gültiger hypothetischer Begriff auf einen Zustand, der an äußeren Zeichen konstitutioneller Natur erkannt wurde) und endlich bei entzündlicher Diathese (ebenfalls ein hypothetischer Begriff, für den es anamnestische und konstitutionelle Zeichen gibt; vgl. die Bücher von *Bernhard Aschner*, aus welchen der Praktiker ungeahnten Nutzen ziehen kann, wenn er das Gelernte umzusetzen versteht). Erwähnenswert sind die zahlreichen Beobachtungen *Hufelands* mit Schröpfbehandlungen bei Augen- und Ohrenaffektionen, frischer Encephalitis, Pleuritis, Pericarditis, Angina mit Glottisödem, Hepatitis, Nephritis, Metritis, Lumbago u. a.« (Bachmann 1952:21)

Das blutige Schröpfen wurde früher von europäischen und von amerikanischen Ärzten häufig angewandt. „Meist verwendeten sie die blutige Schröpfung, bei der fast immer irgendeine Art von Skarifikation oder Aderlass eingesetzt wurde. Nach 1860 ließ jedoch das Interesse an der Entwicklung neuer Skarifikationsmethoden nach, da das blutige Schröpfen an Beliebtheit verlor und die Aufmerksamkeit sich auf den therapeutischen Wert der trockenen Schröpfung verlagerte. Diese Technik bot sogar noch mehr Möglichkeiten für Neuentwicklungen, wobei versucht wurde, die Vakuumwirkung an immer mehr Stellen des Körpers für immer längere Zeit einzusetzen." (Chirali 2002:11ff) In den meisten deutschsprachigen Büchern über das Schröpfen steht heutzutage das Trockene Schröpfen im Vordergrund, das Blutige Schröpfen wird nur noch am Rande erwähnt.

Schröpfen galt traditionell als Kunst und Wissenschaft, eine anschauliche Beschreibung finden wir in dem englischsprachigen Lexikon *Encyclopedia of Asylum Therapeutics 1750-1950s* unter dem Stichwort 'Wet Cupping' (De Young 2015:71): „The induction of superficial or capillary bleeding. The process of wet cupping was not only detailed in procedure but highly choreographed in execution. First, a spot free of bone and dense fat was chosen on the body of the patient and fomented with hot water. Then, a wick was dipped in alcohol, lit and swirled for mere seconds around the inside of a cupping glass. The cup was placed on the chosen spot where it was to remain for only one minute, during which time the scarificator was warmed between the hands of the asylum physician. Upon removal of the cup, the tumefied skin was cut with the scarificator blades, the wick was applied once again to the cup, and the cup was placed over the incisisions to collect the blood. Because each cup held approximately four ounces of blood, the juggling of multiple cups often was necessary.[18]

'Cupping is an art,' proclaimed Samuel Bayfield, a professional cupper at Guy's Hospital in London, who ran a three month course on the art in the early nineteenth century for interested students. For three guineas qualified physicians under Bayfield's stern tutelage developed the dexterity to handle glass, lamp, wick and scarificator, and the deftness to apply, reapply and remove the cups.[19] But cupping also was a science. It was a therapeutic that was intimately linked to the theory of humouralism, and therefore made eminent sense for the treatment of insanity. It relied upon careful calibrations. Not only did the spot on the body for wet cupping have to be carefully chosen, but blades of the scarificator had to be adjusted for the spot: one-quarter of an inch for incising the limbs, one-sixth of an inch for the scalp, one-seventh of an inch for the temple.[20] The amount of blood to be collected for the maximum therapeutic effect not only had to be determined before the procedure, but assessed in relationship to the physical health of the patient."

Wie Al-Hidschamaa, das Blutige Schröpfen, in arabischer Tradition - vermutlich wie zur Zeit des Propheten Muhammad - durchgeführt wird, zeigt sehr schön ein Interview mit Suliman Bin Hassan Al Beloushi aus Oman. Als Analphabet

---

[18] One fluid ounce (eine Flüssigkeits-Unze) entspricht 28,4 ml.
[19] *Guinea* ist eine alte britische Goldmünze.
[20] One *inch*, ein englisches Zoll, entspricht 2,5 cm.

praktiziert er in langer Familientradition diese Heilkunst, seit 1996 als Attraktion auf dem Dubai Shopping Festival in einer Barasti-Hütte im Kulturerbedorf.

„Wie haben Sie das blutige Schröpfen erlernt?
Die Heilmethode ist eine Familientradition. Seit sieben Generationen haben alle Mitglieder unserer Familie das blutige Schröpfen erlernt und ausgeübt.

Welche Utensilien benutzen Sie zum Schröpfen?
Zum einen benötige ich die Stierhörner, die teilweise über 60 Jahre alt sind. Jedes Horn wird gemäß deren Länge, Krümmung und Diameter zur Behandlung von unterschiedlichen Körperstellen benutzt. Dann benötige ich auch eine kleine Lanzette, eine Art längliche Rasierklinge, mit der die Haut an der zu behandelnden Stelle ganz leicht angeritzt wird.

Woher haben Sie diese Stierhörner? Kann man die irgendwo kaufen?
Nein, die gibt es nirgendwo zu kaufen. Ich habe die meisten geerbt aber manchmal, wenn ein Stier geschlachtet wird, kann ich die Hörner erstehen.

Wie funktioniert das blutige Schröpfen und wie lange dauert eine Behandlung?
Die obere Spitze der Stierhörner ist mit Bienenwachs überzogen. Diese erhitze ich kurz um sie weich zu machen und durchsteche sie anschließend mit einer Nadel. Das Horn wird dann auf die zu behandelnde Stelle gelegt und ich sauge durch die Öffnung an der Hornspitze die Luft heraus, damit ein Unterdruck entsteht. Das Horn saugt sich sozusagen an der Haut fest und darunter bildet sich ein Bluterguss. Nach einigen Minuten entferne ich das Horn und ritze die

Stelle des Blutergusses mit der Lanzette ganz fein auf. Danach wird das Horn noch zweimal an derselben Stelle aufgesetzt. Durch mein Saugen an der Hornspitze läuft das schlechte Blut ins Horn. Die Behandlung hinterlässt jedoch keinerlei Narben. Eine Behandlung dauert in der Regel ca. 30 Minuten. Der Patient ist nach dem Schröpfen sofort geheilt. In Ausnahmefällen sind mehrere Sitzungen notwendig.

Inwiefern unterscheidet sich das geschröpfte Blut von normalem?

Die Farbe des „schlechten" Blutes ist in der Regel sehr dunkel bis schwarz. Manchmal ist es auch gelb oder wässrig. Einige meiner Kunden haben das geschröpfte Blut in einem Labor untersuchen lassen und dabei wurde bestätigt, dass es tatsächlich krankhaftes Blut war. Das Schröpfen mit Stierhörnern führt mehr Blut aus als zum Beispiel Sauggläser, die in anderen Ländern zu diesem Zweck eingesetzt werden.

Hidschama ist eine sehr alte Behandlungsmethode. Schon die Mediziner im alten Ägypten sind auf den Hieroglyphen mit Stierhörnern in den Händen verewigt worden. Bei welchen Krankheiten ist das blutige Schröpfen sinnvoll?

Das blutige Schröpfen eignet sich besonders bei Versteifungen, Verspannungszuständen, Durchblutungsproblemen, Gelenkbeschwerden, Ischias, Hexenschuss, Nackenschmerzen, Bluthochdruck, Rheuma und Wirbelsäulenproblemen.

Wie weiss man, welche Körperstelle man Schröpfen muss?

Es wird immer dort geschröpft, wo der Schmerz sitzt. Bei komplizierteren Krankheitsbildern wissen wir dank unserer langjährigen Erfahrung, wo man Schröpfen muss.

Wie lange muss man das blutige Schröpfen erlernen, bis man zum Meister wird?

Mindestens drei Jahre lang. Aber manche Menschen haben dafür kein Talent. Ich habe es nur meinen Kindern beigebracht. Einmal wollte ich es einem Cousin beibringen, aber der war dafür so ungeeignet, dass ich es gelassen habe. Ich selbst praktiziere von Kindesbeinen an.

Wie viel kostet eine Behandlung bei Ihnen?

Der Preis richtet sich nach der Anzahl Hörner, die bei der Behandlung eingesetzt werden. Pro Horn verlange ich 50 Dhs.

Sind Sie jemals einer anderen Tätigkeit nachgegangen?

Ja, im Oman habe ich einen Palmenhain, der mir meinen Lebensunterhalt finanziert. Ich verkaufe Palmen und Palmwedel, Datteln und Dattelprodukte.

Woher stammen Ihre Kunden?

Dank des Dubai Shopping Festivals haben wir Kunden aus aller Welt. Ob aus Marokko, China, Pakistan oder Europa … wir haben immer viele Patienten. In vielen Ländern ist ja das blutige Schröpfen auch bekannt, es wird zum Beispiel auch in der chinesischen Medizin angewandt." (Blutiges Schröpfen und Kauterisation, 2003) [21]

---

[21] Aus hygienischen Gründen würde ich niemandem empfehlen, sich dort schröpfen zu lassen.

An welchen Stellen wird geschröpft?

Durch (den Engel) Gabriel wurde dem Propheten (s.a.s.)
(die Empfehlung) erteilt, Hidschaama an den Achda'ayn
und am Kâhil durchzuführen.

دَّثَنَا سُوَيْدُ بْنُ سَعِيدٍ، حَدَّثَنَا عَلِيُّ بْنُ مُسْهِرٍ، عَنْ سَعْدِ الإِسْكَافِ، عَنِ الأَصْبَغِ بْنِ
نُبَاتَةَ، عَنْ عَلِيٍّ، قَالَ نَزَلَ جِبْرِيلُ عَلَى النَّبِيِّ ـ صلى الله عليه وسلم ـ بِحِجَامَةِ
الأَخْدَعَيْنِ وَالْكَاهِلِ .

Jibra'il came down to the Prophet (s.a.s.) with (the recom-
mendation of) cupping in the two veins at the side of the
neck and the base of the neck.[22]

Blutig geschröpft wird vor allem am Rücken, auf dem Kopf und allgemein an den Stellen, wo Beschwerden sind.

Die beiden Stellen rechts und links im Nacken sind von besonderer Bedeutung, nicht nur in der Sunna. Es sind ausgesprochen wirkungsvolle Stellen, an denen sich der Prophet wiederholt hat schröpfen lassen. Das Wort الأَخْدَعَيْن (*al-Achda'ayn*) ist eine Dualform, zweifellos sind zunächst einmal zwei Stellen gemeint.

Bei Baghdadi (2015) werden die „akhdayin regions" zutreffend als „posterio-inferior to ear lobules", also unterhalb und hinter den Ohrläppchen lokalisiert, auch die Abbildung entspricht der Nackenregion. Die Übersetzung des Wortes lautet üblicherweise „über den beiden Jugularvenen" („in the two veins at the side of the neck"), was ausgesprochen irreführend ist und zu falschen Angaben führen kann. Es

---

[22] Sunan Ibn Madscha (3482), überliefert von Ali; Darussalam hält dieses Hadis für *ḍa 'īf* (schwach).
Bei Tabarani findet sich folgendes Hadis: *„Das Schröpfen an den Achda'ayn ist Heilung für 72 Arten von Krankheiten."*

sollte klar sein, dass seitlich am Hals nicht geschröpft werden darf, denn da verlaufen große Nerven und Gefäße.[23] Trotzdem beschreibt Mahmoud (2013:10f) die Stellen auf der Seite des Halses mit dem Hinweis „are near anatomically to jugular veins, extreme care should be taken"; auch weisen die Autoren darauf hin, dass nur erfahrene Praktiker an diesen Stellen schröpfen sollen.[24] An den richtigen Stellen, nämlich auf den Seiten des Nackens, kann ohne Gefahr geschröpft werden; vorsicht ist nur beim Trockenen Schröp-

---

[23] Die Vena jugularis externa, tiefer die interna und die Arteria carotis (Halsschlagader), der äußere Ast des Nervus accessorius (ramus externus) und der Nervus vagus, um nur die wichtigsten zu nennen.

[24] „Al-Hijamah at regions #43 and 44 should never be done by a beginner or a unqualified practitioner".
Es wird allerdings darauf hingewiesen, dass die genaue anatomische Lage dieser Stellen (und übrigens auch der 'kahel zone') kontrovers diskutiert werden. „As for Akhdayin regions, they are 2 corresponding points. Literally, the word akhdayin in Arabic means the 2 jugular veins that run anatomically on both sides of the neck. Practically, Akhdayin regions are also controversial. Akhdayin regions are regions #43 and 44 (nearest anatomical sites to jugular veins) although some people may refer to regions #2 and 3 (behind both ears and at a distance from jugular veins) as akhdayin." (Mahmoud 2013:10)
Gök (2012:90,117) z. B. lokalisiert die *Achda'ayn* auf den Akupunkturpunkten 19 des Gallenblasenmeridians (am Hinterhaupt hinter den Ohren, „Eh-dayn Kulak arkası").
Als Kunstgriff möchte ich die Lösung des Al-Ghufran Hijamah Centers (Cure by Sunnah) in Pakistan bezeichnen, die *Achda'ayn* mit „posterior jugulars" übersetzen, also dem kleinen Venenast der Jugularvenen aus der Nackenregion, und auf diese Weise die korrekten Stellen definieren. http://www.alhijamah.com/sunnahpoints#.Xr_IuEQzbcs

fen an diesen Stellen angebracht, da empfindliche Personen dabei leicht Kopfschmerzen bekommen können.[25]

Nach meiner Einschätzung sind die *Achda'ain* identisch mit der Nackenzone bei Abele (2003:84f), die er im Bereich der Halswirbel (Vertebrae cervicales) C 3/4 zwei Querfinger paravertebral lokalisiert. „Wir finden sie aber grundsätzlich bei vielen, sich im Kopfbereich abspielenden Fehlregulationen und schröpfen sie immer blutig."

Meine eigenen Erfahrungen und eine mögliche Erklärung der vielfältigen Wirkungen über die Transportreaktion, womit wir uns später noch beschäftigen werden, machen mich bezüglich der Lokalisation dieser Stellen ziemlich sicher.

Weitere wichtige Stellen aus der Sunna sind *Kâhil* (ungefähr über dem 7. Halswirbel, dem Hormonbuckel nach Abele)[26], bei dem ausnahmsweise direkt über der Wirbelsäule geschröpft wird, und der Bereich zwischen den Schulterblättern auf beiden Seiten der Wirbelsäule (*baynal-Katifayn*), auf dem sich Organstellen und -zonen von Lunge, Herz, Leber, Galle, Pankreas und Magen befinden.

---

[25] Da bei Hidschaama dem Blutigen Schröpfen in der Regel das Trockene Schröpfen vorausgeht und dies bei diesen Punkten nicht gemacht werden darf, mag dies mit ein Grund dafür sein, warum man von den richtigen Stellen abgekommen ist.

[26] Praktisch wird beim Schröpfen nicht nur über dem 7. Halswirbel, sondern auch die Stelle direkt darunter miteingeschlossen (die manche Autoren auch der *Kâhil*-Region zuordnen), deshalb benutzt man dort am besten ein größeres Schröpfglas.

Die Haut am Rücken steht in Verbindung mit den inneren Organen; die Headschen Zonen sind Hautareale in denen bei Erkrankungen innerer Organe Hyperalgesie der Haut beobachtet wird.[27] Schmerzempfindungen, die von inneren Organen ausgehen, werden über das Rückenmark auf die entsprechenden Hautareale projiziert (Konvergenz-Projektionstheorie). In der Medizin können diese Zusammenhänge auch für die Therapie benutzt werden, z. B. mit der Schröpfkopfbehandlung. Mit dieser reflektorischen Therapie lassen sich viszerale und tiefe muskuloskeletale Beschwerden beeinflussen.

Die Abbildungen der Headschen Zonen in deutschen Lehrbüchern entsprechen in Größe und Lokalisation nicht genau den ursprünglich von Head publizierten Stellen; dies hat Freytag (2018) in seiner Dissertation schön herausgearbeitet. In der Metanalyse von Freytag werden auch die Daten anderer Forscher ausgewertet, deshalb sind diese evidenzbasierten Headschen Zonen nach Freytag, die wir in der Darstellung der Schröpfstellen am Rücken benutzen, allgemeingültiger und zuverlässiger.

[27] Der Name geht auf den englischen Neurologen Henry Head zurück, der bestimmten Organen definierte Hautsegmente zuordnete. Dazu bestrich er bei Patienten mit Erkrankungen bestimmter Organe die Haut mit einer Stecknadel und suchte nach übermäßig schmerzempfindlichen Bereichen (Head, 1893). Bei dem übermäßigen Schmerzempfinden (Hyperalgesie) können oberflächliche und tiefe Komponenten unterschieden werden. Auch das Wärmeempfinden kann beeinträchtigt sein, eine Temperatur von 40°C verursacht evtl. ein unerträgliches Hitzeempfinden.

Head hat nicht nur Zonen, sondern auch Maximalpunkte veröffentlicht, an denen der Schmerz besonders stark und auch häufig schon am Beginn einer Erkrankung vorhanden ist. Die Shu- und Mu-Punkte aus der Akupunktur sind Organpunkte und entsprechen diesen Maximalpunkten nach Head, wie Beissner et al. (2011) dies herausgefunden haben.[28]

Die Organ-Stellen und -zonen der Nieren werden seitlich der Wirbelsäule im unteren Bereich der Brustwirbelsäule und im oberen Bereich der Lendenwirbelsäule angegeben, die Angaben unterschiedlicher Autoren weichen dabei etwas voneinander ab.

Auch wenn Veränderungen im Gewebe tastbar sind, sogenannte heiße Gelosen, wird direkt an diesen Stellen blutig geschröpft: „Wir tasten eine parallelelastische, mindestens fünfmarkstückgroße, bei Druck schmerzhafte Härte." (Abele 2013:52) [29]

---

[28] Die Shu-Punkte auf dem Rücken sind Punkte auf dem Blasen-Meridian, an denen das Qi des korrespondierenden Organs konvergiert (werden meist bei chronischen Erkrankungen eingesetzt).
Die Mu-Punkte (Alarmpunkte) liegen auf der Vorderseite des Körpers, jedem Organsystem ist ein Punkt zugeordnet. Bei Erkrankung des entsprechenden Organs sind sie druckempfindlich, sie haben diagnostische und therapeutische Bedeutung.
[29] Abele (2013:46) empfiehlt, den Rücken folgendermaßen abzutasten: "Der Patient soll also so auf der Untersuchungsliege sitzen, dass seine Fersen gerade über das Fußende der Liege hinausragen. Der Untersucher setzt sich nun hinter den Patienten und fordert ihn auf, einen Katzenbuckel zu machen. Der Patient soll möglichst

Grundsätzlich gilt, dass man von einer Gelose, einer Schmerz- oder Temperaturempfindlichkeit in einem Hautbereich am Rücken nicht eindeutig auf ein bestimmtes inneres Organ schließen kann. Die Zonen überlappen sich und sind nicht so eindeutig zugeordnet, wie die Darstellung dies suggerieren mag; auch gibt es individuelle Unterschiede.

Auch an verschiedenen Stellen auf dem Kopf wurde nach der Sunna geschröpft, dabei werden in den Überlieferungen sieben Begriffe benutzt, die offenbar nicht alle punktgenau definiert sind (vgl. Yıldırım 2020:67ff).[30]

Fiy ra'sihi [(فِي رَأْسِهِ) an seinem Kopf] ist wohl der allgemeinste Begriff, schon etwas genauer ist an der Mitte seines Kopfes [*fiy wasaṭu ra'sihi* (فِي وَسَطِ رَأْسِهِ)] oder auf seinem Kopf (oberster Bereich einer Sache) [*fawqa ra'sihi* (فَوْقَ رَأْسِهِ)].

'Alā ḏū'abatihi (عَلَى ذُوابَتِه) hat offenbar drei Bedeutungen. Es kann sich um den Ansatz der Stirnlocke handeln, um den

---

mit den Händen die eigenen Knöchel anfassen oder die Schultern hängen lassen. An diesem zum Flitzbogen gespannten Rücken können selbst subtile Feinheiten in größeren Zonen rasch erkannt und ertastet werden."

[30] Auf dem Schädel findet man eine somatoforme Zuordnung des gesamten Körpers, wie der Arzt Tashikatsu Yamamoto festgestellt hat. Bei der Behandlung von Schmerz- und Lähmungspatienten bemerkte er schmerzhafte Punkte auf dem Schädel, die nicht mit den klassischen Akupunkturpunkten übereinstimmten, und gründete die nach ihm benannte neue Schädelakupunktur. Damit lassen sich Schmerzsyndrome des Bewegungssystems, funktionelle Störungen innerer Organe und Lähmungen unterschiedlicher Genese (z. B. nach Schlaganfall) behandeln. Man kann davon ausgehen, dass mit der Schröpftherapie am Kopf dies genauso gut oder vermutlich noch besser erreicht werden kann.

mittleren Kopfbereich oder hinten wo die Haare geflochten werden. In einer Version dieses Begriffes wird die Dualform benutzt, es kann sich daher auch um zwei Stellen rechts und links in diesen Kopfbereichen handeln.[31]

Für das Wort *ʿalā hāmatihi* [(هَامَتِهِ عَلَى) auf dem obersten Bereich des Kopfes] gibt es wieder etwas unterschiedliche Angaben, einmal wird allgemein das Haupt eines Lebewesens damit bezeichnet, der Bereich zwischen der Nackengrube und der Stirn, oder der mittlere Bereich des Kopfes.

Fil-yāfūchi (الْيَافُوخِ فِي) könnte den Ort der vorderen Fontanelle bezeichnen (zwischen Stirn- und Scheitelbeinen).

Fil-qamahduwa (القمحدوة فى) bezeichnet wohl eine Stelle in der Mitte des Hinterkopfes, evtl. den oberen Teil des Hinterhauptbeins.

Praktisch kann an fast jeder Stelle des Körpers geschröpft werden, in der Veröffentlichung von Mahmoud et al. (2013) wird die anatomische Lage hunderter Stellen angegeben, an denen Hidschaama durchgeführt werden kann.[32] Dort sind auch viele Stellen auf der Vorderseite des Körpers im Brust- und Bauchbereich angegeben, wo auch Reflexzonen liegen; nach meiner Einschätzung eignen sich diese Stellen insbesondere am Bauch vor allem für das trockene Schröpfen.

---

[31] Ein Patient aus Tunesien ließ sich von mir z. B. am Haaransatz auf beiden Seiten der Stirn schröpfen, wie er dies aus seiner Heimat gewohnt war.
[32] Auch werden in dieser Veröffentlichung für viele verschiedene Krankheiten die Stellen angegeben, an denen geschröpft werden kann. Für die Behandlung des hohen Blutdrucks (Hypertonie) werden z. B. 21 Stellen angegeben, diese befinden sich am Nacken und über den ganzen Rücken verteilt.

Piotrowski-Manz (2015:66) empfiehlt eine Massageprobe um festzustellen, ob an einer Stelle blutig geschröpft werden sollte: "Man ölt die Hautstelle gut ein und massiert mit einem Schröpfkopf. Kommt es nach wenigen Bewegungen zu Hautrötungen oder zu Extravasaten, so ist das ein Hinweis darauf, dass man das blutige Schröpfen vornehmen darf."

Über offensichtlichen Gefäßen (Hautvenen) sollte nicht geschröpft werden. Um eine Verletzung oberflächlicher Hautnerven zu vermeiden empfehle ich, beim Schröpfen am Kopf (insbesondere im Gesicht) und an den Extremitäten eine Lanzette zu benutzen, da damit nur gestochen und nicht geschnitten wird. Über Gelenken mit wenig Unterhaut-gewebe muss möglicherweise Salehs Methode angewandt werden, bei der die Haut nur oberflächlich angeritzt wird.

An den Handflächen und Fußsohlen wird man wegen der dicken Haut nur ausnahmsweise blutig schröpfen.

Bei Hüftgelenkproblemen kann seitlich über dem großen Rollhügel (Trochanter major) geschröpft werden, bei Knie-beschwerden eine Handbreite über der Kniescheibe am besten seitlich (lateral oder medial).

Falls möglich wird direkt an Ort und Stelle eines Krankheits-geschehens geschröpft. „Überall dort, wo Hyperämie und Anhäufung von zu vielem Körpermaterial sowie von Entzündung und Schmerz erregenden Krankheitsstoffen vorhanden sind, kommt die ableitende und ausleerende Wirkung des Schröpfens in Frage." (Aschner 1986:158)

Der Prophet Muhammad (s.a.s.) ließ sich z. B. nach einem Sturz vom Pferd am Fuß schröpfen.[33]

---

[33] *It was narrated from Jabir that the Prophet (saw) fell from his horse onto the truck of a palm tree and dislocated his foot. (One of the narrators) Waki' said:*

"Meaning that the Prophet (saw) was cupped because of that for bruising."

حَدَّثَنَا مُحَمَّدُ بْنُ طَرِيفٍ، حَدَّثَنَا وَكِيعٌ، عَنِ الأَعْمَشِ، عَنْ أَبِي سُفْيَانَ، عَنْ جَابِرٍ، أَنَّ النَّبِيَّ ـ صلى الله عليه وسلم ـ سَقَطَ مِنْ فَرَسِهِ عَلَى جِذْعٍ فَانْفَكَّتْ قَدَمُهُ . قَالَ وَكِيعٌ يَعْنِي أَنَّ النَّبِيَّ ـ صلى الله عليه وسلم ـ احْتَجَمَ عَلَيْهَا مِنْ وَثْءٍ .

Sunan Ibn Madscha 3485, ṣaḥīḥ nach Darussalam

Erläuterung zur Darstellung der Schröpfstellen

Die wichtigsten Stellen für das Blutige Schröpfen sind zweifellos am Nacken und auf dem Rücken, deshalb beschränken wir uns bei der Abbildung auf diesen Körperbereich.

Als Grundlage dient das Bild einer menschlichen Figur mit Akupunkturpunkten. Die Stellen, die uns in Hadisen begegnen, sind mit ihrem arabischen Begriff angegeben.

Die Reflexzonen nach Abele sind als weiße Stellen oder Kreise eingezeichnet. *Achda'ayn* nennt er Organ-Nebenzonen und *Kâhil* Hormonbuckel; diese wichtigen Stellen sind doppelt umkreist und mit beiden Bezeichnungen versehen. Die Stellen zwischen den Schulterblättern *(baynal-Katifayn)* umfassen eine ganze Reihe von inneren Organen: Die Lungen, das Herz, den Magen, die Leber und die Bauchspeicheldrüse (Pankreas).

Darüber hinaus sind die evidenzbasierten Headschen Zonen nach Freytag als schwarz umrandete Felder eingezeichnet. Neben den Lungenpunkten gibt es Lungenzonen, diese umfassen weite Bereiche rechts und links neben der Brustwirbelsäule; der Übersichtlichkeit halber wird auf ihre Darstellung verzichtet.

Die Uteruszonen befinden sich rechts und links im Bereich der Lendenwirbelsäule, nur die rechte ist in der Abbildung eingezeichnet.

Die Shu-Punkte aus der Akupunktur, die den Maximalpunkten nach Head entsprechen, sind grau gefärbt.

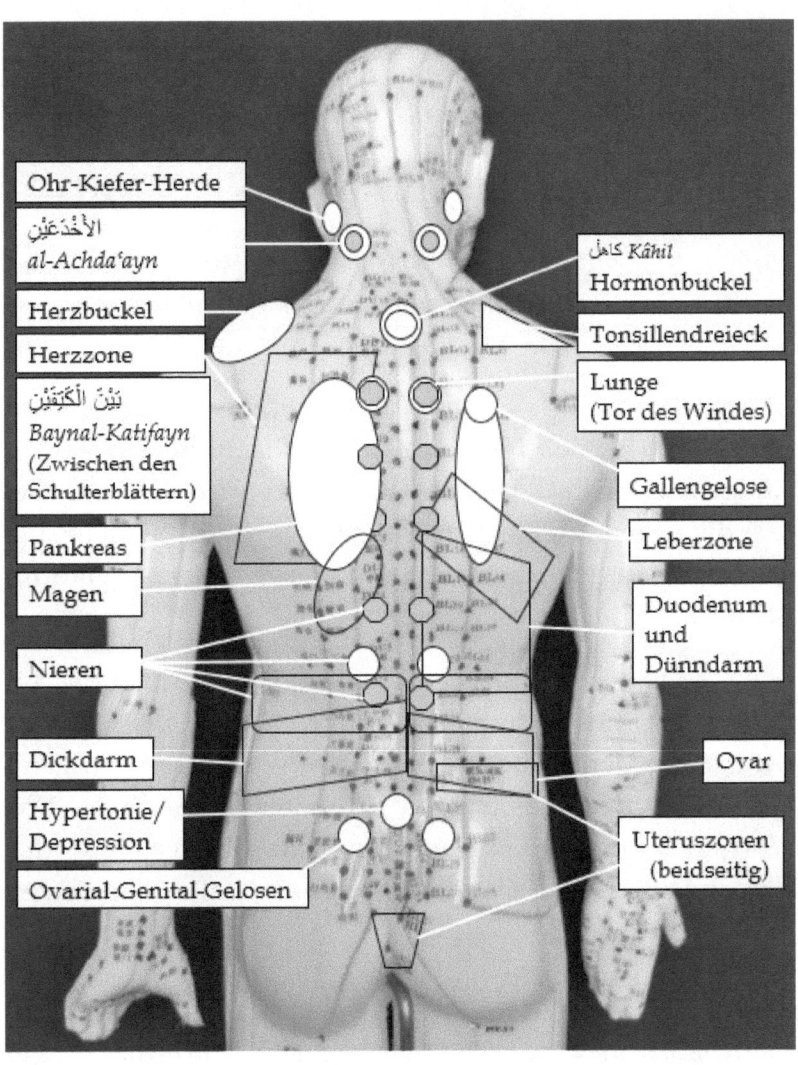

Ohr-Kiefer-Herde

الأُخْدَعَيْن
al-Achda'ayn

Herzbuckel

Herzzone

بَيْنَ الْكَتِفَيْن
Baynal-Katifayn
(Zwischen den
Schulterblättern)

Pankreas

Magen

Nieren

Dickdarm

**Hypertonie/
Depression**

Ovarial-Genital-Gelosen

كاهل *Kâhil*
Hormonbuckel

Tonsillendreieck

**Lunge
(Tor des Windes)**

Gallengelose

Leberzone

**Duodenum
und
Dünndarm**

Ovar

**Uteruszonen
(beidseitig)**

Schematische Abbildung wichtiger
Schröpfstellen und -zonen

41

Praktische Durchführung

Heilung kann durch drei Dinge erreicht werden: Schröpfen (Hidschaama), ein Getränk aus Bienenhonig und Kauterisation, aber ich verbiete meiner Umma (Gemeinschaft) das Brennen mit Feuer (Kauterisation).[34]

الشِّفَاءُ فِي ثَلاَثَةٍ شَرْطَةِ مِحْجَمٍ، أَوْ شَرْبَةِ عَسَلٍ، أَوْ كَيَّةٍ بِنَارٍ، وَأَنْهَى أُمَّتِي عَنِ الْكَيّ

Şifa üç şeydedir. Kan aldırma (hacamat), bal şerbeti, aleşle dağlama. Ancak ümmetimi ateşle dağlamaktan men ediyorum.

Al-Hidschaama [الحجامة] *(al-ḥiǧāma)* stammt vom arabischen Wortstamm م ج ح und bedeutet saugen, herausziehen.[35] „Den Sinngehalt des *Vakuumierens* unterstützt auch die Tatsache, dass die Araber für das Milchsaugen des Kindes an der Brust der Mutter das Verb *hajam* (حجم) verwendeten." (Yıldırım 2020:40)

Wortwörtlich steht im Hadis oben: Die Heilung ist im ‚Einschnitt eines Schröpfers' *(fy šarṭ a-ti muḥ jim)*;[36] damit wird neben dem Saugen der weitere wesentliche Vorgang beschrieben, der das Blutige Schröpfen auszeichnet. Das Wort ‚Schröpfen' im Deutschen geht übrigens auf das althochdeutsche *Screfan* zurück, das ebenfalls „das Setzen

---

[34] Ṣaḥīḥ al-Buchārī (5681), überliefert von Ibn Abbas.

[35] „The word for ḥijāma is derived from the Arabic root *ḥ-j-m*, which means to suck something out, to collect, or to extract so as to restore something to its natural state." (El-Wakil 2011:4)

[36] „Here, the Arabic word for incision is ‚šarṭ a', which stems from the root *š-r-ṭ* meaning to open, slit, scratch, or scarify." (El- Wakil 2011:7)

einer Verletzung, das Scarifizieren" bedeutet. (Bachmann 1952:9)

Bei Al-Hidschaama handelt es sich in der Regel um eine Kombination von Trockenem und Blutigem Schröpfen.

Technik

Am besten schröpft man im Sitzen, besonders wenn sich die zu schröpfenden Stellen am Kopf oder am Rücken befinden. Im Liegen sollte geschröpft werden, wenn dies die Stelle erfordert oder der Betroffene zu Ohnmacht neigt.[37] Auch beim Schröpfen im Sitzen ist es auf jeden Fall sinnvoll, einen Tisch oder eine Liege vor dem Patienten zu haben, auf die dieser sich bei Schwäche stützen kann.

Mit vollem Magen ist eine Schröpfbehandlung nicht empfeh-lenswert, die letzte große Mahlzeit sollte mindestens drei Stunden zurückliegen.[38] Der Körper reguliert die Durch-blutung der Organe und Gewebe nach Bedarf; bei der Verdauung werden Magen und Darm stärker durchblutet, es befindet sich in diesem Fall dort deutlich mehr Blut und entsprechend weniger in der Haut.

Die zu schröpfende Stelle sollte frei von Haaren sein und muss deshalb möglicherweise zunächst rasiert werden. Es ist üblich und wurde von den alten Ärzten schon in dieser Form

---

[37] Es gibt Menschen, die z. B. kein Blut sehen können; dies muss vor der Behandlung geklärt werden.

[38] I heard the Messenger of Allah (saw) say: 'Cupping on an empty stomach is better' (Sunan Ibn Madscha 3487, narrated by Ibn 'Umar; dieses Hadis wird von Darussalam als da'if eingestuft).

praktiziert, dass die Hautstellen zunächst trocken geschröpft werden. Dadurch entstehen rote, hyperämische Stellen, in die danach geritzt, geschnitten oder gestochen wird.

Vor dem Schnitt muss die Hautstelle desinfiziert werden, dafür benutze ich ein für die Hautdesinfektion geeignetes Spray. Da eine Einwirkungzeit nötig ist, warte ich in der Regel, bis die alkoholhaltige Lösung verdunstet ist.[39]

Die Haut wird mit einem scharfen Gegenstand eingestochen oder eingeschnitten. Zur Zeit des Propheten erfolgte dies mit einem scharfen Metallgegenstand, einem *Schafra* [شفرة] oder einem *Mischrat* [مشرط]. „Möglicherweise war die *Schafra* zu Lebzeiten des Propheten ein Gerät, das jeder besaß, vergleichbar mit einem Messer, während es sich bei einem *Mischrat* wie bei einem Skalpell um ein Instrument handelte, das bei medizinischen Praktiken genutzt wurde und sich im Besitz derjenigen befand, die sich um solche Dinge kümmerten." (Yıldırım 2020:169)

---

[39] Z. B. bei Descoderm (enthält 63% 2-Propanol) wird zur Hautantiseptik eine Einwirkungzeit von 15 Sekunden vor Injektionen, von einer Minute vor Punktionen von Gelenken und von drei Minuten bei talgdrüsenreicher Haut empfohlen; die Lösung wirkt bakterizid, lecurozid (gegen Sprosspilze) und begrenzt viruzid.

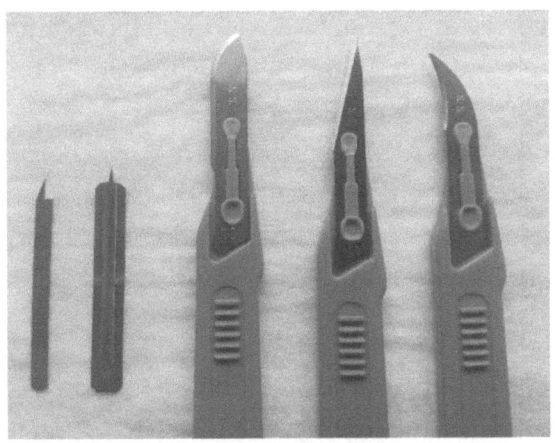

Lanzetten und Einmalskalpelle der Formen 10, 11 und 12 [40]

Heutzutage benutzen wir ein Skalpell, eine Lanzette oder einen Schröpfschnepper, um die Haut zu verletzen. Schröpfschnepper haben den Vorteil, dass gleichzeitig eine Reihe von Einschnitten vorgenommen werden, der Schmerz folglich einmalig ist, und auch die Tiefe des Einstichs eingestellt werden kann; nach dem Gebrauch muss dieser allerdings gereinigt und sterilisiert werden.[41] Eine Lanzette sollte benutzt werden, wenn eine Narbenbildung ausgeschlossen werden soll, z. B. im Gesichtsbereich, oder damit nicht einfach Hautäste von Nerven (z. B. im Bereich der Extremitäten) verletzt werden können; die Einstiche sind dabei allerdings schmerzhafter als Einschnitte mit einem Skalpell. Um zu vermeiden, dass direkt unter der Haut gelegene Gewebe wie z. B. eine Gelenkkapsel verletzt werden, kann Salah's-

---

[40] Persönlich benutze ich in der Regel die spitzen Skalpelle (11).
[41] Schröpfschnepper kann man heutzutage trotz einer jahrhundertelangen Tradition auf dem Markt in Deutschland kaum mehr finden.

Technik angewandt werden: Mit sterilen Handschuhen wird an der zu schröpfenden Stelle eine Hautfalte gebildet und diese nur oberflächlich angeritzt.[42]

Aus der chinesischen Medizin kennen wir scharfe Nadeln und Pflaumenblütenhämmerchen (Siebensternnadel), die auch benutzt werden können. Rasierklingen dürfen für den Einschnitt nur eingesetzt werden, wenn sie zuvor sterilisiert werden.[43]

Nach dem Einschnitt wird alles, was aus dem Gewebe mit dem Blut zusammen austritt, mit Unterdruck ausgesogen. Ursprünglich erfolgte das Saugen direkt oder indirekt mit dem Mund; dies erscheint primitiv und unhygienisch, ist allerdings ausgesprochen praktisch. Der Mund passt sich verschiedenen Formen an und auch die Saugstärke kann leicht variiert werden.[44]

[42] „The technique simply implies a small fold of skin carefully between thumb and index fingers of the left hand, while right hand scarifies the skin fold with few small superficial scarifications (about 0.1 mm in depth just to open skin barrier that is horny cell layer of the epidermis) then another skin fold is pinched out and so on. Selected pinched skin folds must be taken from the cupped area." Mahmoud (2013:16)

[43] Abele (2013:66) empfiehlt bei Benutzung einer Rasierklinge diese durch eine Flamme zu ziehen (und damit zu sterilisieren).

[44] „Der primitivste Schröpfkopf, den uns die Natur zur Verfügung gestellt hat, ist *der menschliche Mund*, der beim Saugen (Sugillation) so über die Hautstelle gestülpt wird, daß er einem Schröpfkopf oder einer Bier'schen Saugglocke ähnlich durch Herstellung eines luftverdünnten Raumes bei entsprechend intensiver Einwirkung eine haematomähnliche Hautverändung erzeugt. Dabei kann vorher eine Verletzung der Haut gesetzt worden sein, so daß dann

Üblich war zur Zeit des Propheten das Saugen mit einem Tierhorn, wie es auch der traditionelle arabische Schröpfer Suliman benutzt.[45] Die unterschiedlichsten Gefäße aus Holz, Ton, Metall, Kunststoff oder Glas wurden und werden weltweit für das An- und Absaugen verwendet.[46]

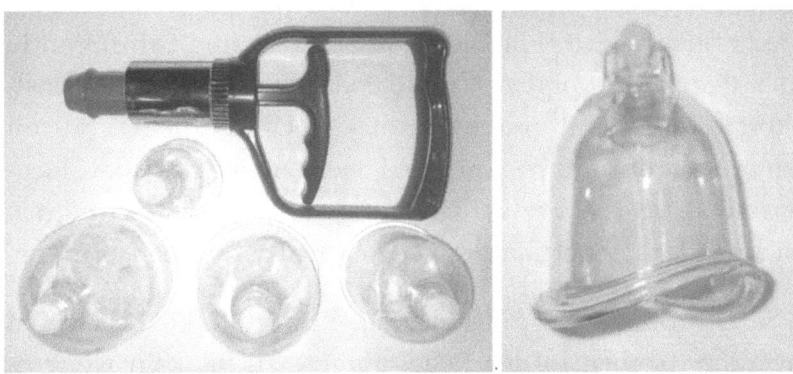

Vakuumpumpe und Schröpfgläser der Größen 8 cm, 7 cm und 6 cm sowie 4,3 cm
Rechts ist das Schröpfglas der Größe 4,3 cm vergrößert von der Seite aufgenommen, dabei wird deutlich, dass es sich um ein spezielles Schröpfglas mit oval gebogener Öffnung handelt; dies ist sehr gut geeignet für die Schröpfbehandlung am Nacken.

Blut aus der Wundstelle angesaugt und wieder ausgespien wird." (Bachmann 1952:9)
[45] *Abu Hind cupped him with the horn and knife* (حَجَمَهُ أَبُو هِنْدٍ بِالْقَرْنِ وَالشَّفْرَةِ), wie es im Hadis 4510 des Sunan Abī Dāwūd beschrieben wird [das von Al-Albani allerdings als *ḍaʿīf* (schwach) eingestuft wird].
[46] „Im Deutschen erinnert das Wort „Schröpfhorn" an die Verwendung bei den alten Germanen. Ebenso wurden Nachbildungen solcher Hörner aus Metall verwendet, selbst *Celsus* im alten Rom verwendete solche. *Paulus von Aegina*, etwa 200 n. Chr. verwendet zum ersten Male gläserne Schröpfköpfe. Das lateinische Wort „curcubitula", d. i. kleiner Kürbis, deutet darauf hin, daß auch Kürbisse zu Schröpfzwecken herangezogen wurden." (Bachmann 1952:9)

Früher wurde der Unterdruck in Schröpfgläsern oft durch Hitze erzeugt, indem z. B. ein mit Alkohol getränkter Wattebausch angezündet und kurz in das Glas eingeführt und dieses anschließend sofort auf die Stelle gesetzt wird, wie dies im Enzyklopädiebeitrag im Kapitel zur Geschichte des Schröpfens (De Young 2015:71) und auch in Lehrbüchern beschrieben wird.[47] Heute benutzen wir zum Schröpfen in der Regel Schröpfglaser verschiedener Größen aus Kunststoff (Plastik) mit einem Ventil, der Unterdruck kann mit einer Vakuumpumpe von Hand leicht erzeugt und bei Nachlassen auch erneuert werden. Für den Nackenbereich eignen sich ausgezeichnet Gläser mit einer oval gebogenen Öffnung.

Die Schröpfgläser, die auch als Schröpfköpfe bezeichnet werden, bleiben in der Regel aufgesetzt, bis kein weiteres Blut mehr kommt. Die mehr oder weniger gefüllten Schröpfgläser können mit Watte abgenommen werden, die das Blut aufsaugt. Ich persönlich nehme dafür zugeschnittene Wickelunterlagen, da diese neben der saugenden Zellstoffschicht in der Mitte außen über eine flüssigkeitsundurchlässige Kunstofffolie und innen über ein flüssigkeitsdurchlässiges weiches Flies verfügen; dadurch gelangen keine Wattefasern in die Wunde und die Handschuhe werden nicht blutig.

Gelegentlich kann es vorkommen, dass ein mit Blut gefülltes Schröpfglas abfällt. Das Blut auf dem Boden übersprühe ich dann mit einer für die Flächendesinfektion geeigneten quar-

---

[47] Z. B. Abele (2003:69) und Piotrowski-Manz (2015:57)

tären Ammoniumverbindung, danach lässt es sich einfach hygienisch aufwischen.[48]

Es ist wohl Sunna, nach dem blutigen Schröpfen zu Duschen (*Ġhusl*).[49] Heute empfehlen wir eher, einen oder zwei Tage lang nicht zu duschen, damit die Wunden etwas heilen können. Ich persönlich verbinde die geschröpfte Stelle zunächst nur mit einem sterilen Pflaster oder einer sterilen Kompresse, andere Autoren empfehlen ein erneutes Desinfizieren oder eine Behandlung mit Öl, Creme oder Salbe.[50]

---

[48] Z. B. Wofasept[R] FL (0,75% quartäre Ammoniumverbindung in Wasser)

[49] *Ġhusl* bezeichnet ähnlich wie Duschen die Waschung des ganzen Körpers mit Wasser und wird auch als große rituelle Waschung bezeichnet. *The Prophet (s.a.s.) used to take a bath on account of sexual defilement, on Friday, for cupping and washing the dead* أَنَّ النَّبِيَّ صلى الله عليه وسلم كَانَ يَغْتَسِلُ مِنْ أَرْبَعٍ مِنَ الْجَنَابَةِ وَيَوْمَ الْجُمُعَةِ وَمِنَ الْحِجَامَةِ وَغُسْلِ الْمَيِّتِ. Dieses Hadis im Sunan Abī Dāwūd (3160) wurde von Aischa überliefert und von Al-Albani als *ḍaʿif* (schwach) eingestuft.

[50] „Die kleine Wunde wird mittels eines Heftpflasterstreifens, den man mit einer Wundsalbe oder einfach mit Nivea bestreicht, abgedeckt. Der Wundverband wird zwei Tage belassen. Danach kann wieder gebadet werden." (Abele 2003:74)
Gök (2012:110) empfiehlt Olivenöl oder Johanniskrautöl für die Wundversorgung und meint, dass damit eine Narbenbildung verhindert werden kann („Duştan hemen sonra yara izlerinin olduğu bölgeye zeytinyağı veya Kantaron yağı sürmek iz kalmaması, yaraların çabuk iyileşmesi bakımından fayda sağlar.")
Zu beachten ist, dass weder Öl noch Salbe steril sind.
Für ein erneutes Desinfizieren der Haut nach Abnahme des Schröpfglases, wie von El Sayed [2014,59 „strict sterilization (at the end)"] oder Bachmann [(1952:32): „Nach der Abnahme reinigt und betupft man die Hautritze mit Jodtinktur."] empfohlen, besteht nach meiner Einschätzung keine Notwendigkeit.

Durch Kontakt können Bakterien oder Viren übertragen werden, deshalb ist die Hygiene bei der Durchführung des blutigen Schröpfens von besonderer Bedeutung. Vor dem Schnitt muss die Haut wie beschrieben desinfiziert werden, das Instrument muss steril sein, die Schröpfgläser dürfen nur einmal verwendet oder müssen sterilisiert werden, das Abnehmen der Gläser und das Abwischen der Haut muss hygienisch erfolgen und die Wunde sollte steril verbunden werden.

Geschröpftes Blut sollte richtig entsorgt werden: "Es wurde überliefert, dass auch der geehrte Prophet daraufhin hinwies und anordnete, das Blut zu vergraben. Dadurch sollte verhindert werden, dass Tiere mit dem Blut, das nach der *Hijâma*-Anwendung beiseite geworfen wurde, in Kontakt geraten konnten." (Yıldırım 2020:159) [51]

---

[51] Yıldırım verweist dabei auf Ibn Sa'd, *Kitâbu't-Tabaqâti'lKabîr*, I, 343.

Hidschaama

Übersichtliche Anleitung zur praktischen Durchführung

Nicht mit vollem Magen schröpfen. Darauf hinweisen, dass die Kleidung blutig werden kann. Klären: Heilt eine Wunde gut? Kann der Patient Blut sehen?
Falls ja, im Sitzen schröpfen
Falls nein, im Liegen schröpfen
Darauf hinweisen, dass sich Narben bilden können (evtl. mit Lanzette stechen).

- Schröpfstellen wählen, evtl. Haare rasieren
- Schröpfgläser trocken ansetzen, bis Stelle sich verfärbt (Hyperämie)
- Desinfizieren
- Handschuhe anziehen
- Haut mit Skalpell leicht einschneiden

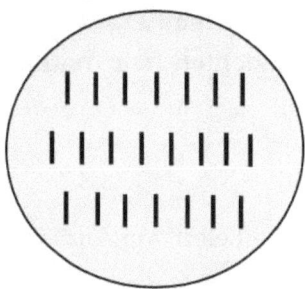

- Schröpfgläser aufsetzen und Unterdruck erzeugen Patient sollte sich möglichst wenig bewegen
- Warten, bis kein Blut mehr kommt
- Gläser entfernen
- Umgebung der Stelle von Blut säubern
- Plaster aufkleben

Danach ein bis zwei Tage lang nicht duschen.

Therapierisiken

Ma'mar said: I got myself cupped, and I lost my memory so much so that I was instructed Surat al-Fatihah by others in my prayer. He had himself cupped at the top of his head.[52]

حَدَّثَنَا مُسْلِمُ بْنُ إِبْرَاهِيمَ، حَدَّثَنَا جَرِيرٌ، - يَعْنِي ابْنَ حَازِم - حَدَّثَنَا قَتَادَةُ، عَنْ أَنَسٍ، أَنَّ النَّبِيَّ صلى الله عليه وسلم احْتَجَمَ ثَلاَثًا فِي الأَخْدَعَيْنِ وَالْكَاهِلِ . قَالَ مَعْمَرٌ احْتَجَمْتُ فَذَهَبَ عَقْلِي حَتَّى كُنْتُ أُلَقَّنُ فَاتِحَةَ الْكِتَابِ فِي صَلاَتِي . وَكَانَ احْتَجَمَ عَلَى هَامَتِهِ .

Nachteilige Auswirkungen der Hidschaama-Behandlung treten gelegentlich auf.

Zunächst einmal wird erstaunlicherweise nicht über Nachblutungen berichtet.[53] Trotzdem ist man bei Patienten vorsichtig, die Medikamente einnehmen, die die Blutgerinnung hemmen (Antikoagulantien).[54] Bei angeborenen Gerinnungsstörungen verzichten wir natürlich auf diese Behandlung.

---

[52] Sunan Abī Dāwūd 3860, überliefert von Anas ibn Mālik, von Al-Albani als ṣaḥīḥ eingestuft.

[53] In meiner Praxis habe ich nur einmal beobachtet, dass es bei einem Patienten, der eine Reihe von Medikamenten einnahm, nach dem blutigen Schröpfen am Rücken einige Minuten etwas nachgeblutet hat.

[54] Abele schreibt dazu: "Ich selbst habe solche Patienten bei dringender Indikation schon oft geschröpft und nie gesehen, dass es zu einer stärkeren Blutung als üblich aus der Schröpfstelle gekommen wäre. Dennoch wird man die Indikation besonders streng stellen und unter einem Quick-Wert von 30% die blutige Schröpfung unterlassen." (Abele 2003:80)

Beim Blutigen Schröpfen wird beim Einsatz von vier bis sieben Schröpfgläsern dem Körper verhältnismäßig wenig Blut entzogen, maximal vielleicht 200 ml. Nur bei Anämie oder wiederholtem blutigen Schröpfen innerhalb eines kurzen Zeitraumes mag der Blutverlust ein Problem darstellen. Aus Korea wurde ein Fall von Blutarmut (Eisenmangelanämie) als Folge von Schröpfbehandlungen bei einer Behandlungsdauer von einem halben Jahr beschrieben (Lee et al. 2008).[55]

Kinder wird man nur ausnahmsweise blutig schröpfen, also nur, wenn dies unbedingt nötig erscheint, ebenso wenig ältere, gebrechliche Menschen.

Nach dem blutigen Schröpfen können sich an den Einschnittstellen kleine Narben bilden, darauf sollte man die Patienten hinweisen.[56] Durch die Benutzung einer Hämolanzette kann die Bildung von Narben vermieden werden. Neigt jemand

[55] Auf dem Rücken des Patienten, der unter chronischen Schmerzen des Bewegungsapparates litt, waren an über 20 Stellen frische und ältere Spuren der Schröpftherapie zu sehen.

[56] Narben können eine Fernwirkung entfalten (Störfeld), dies tritt bei Schröpfnarben offenbar in der Regel nicht auf. Abele (2013:108): "Ich selbst habe selten bei Schröpfnarben solche Fokuserscheinungen gesehen. Natürlich muss man aber daran denken und gelegentlich Schröpfnarben mittels Impletol entstören. [...] Auch der Einsatz von Elektrolyt-Salben (Ionensalbe[R]) oder Rizinusöl wirkt narbenentstörend."

zu Keloid, einer wulstartigen Narbenbildung, rate ich von einer Hidschaama-Behandlung ab.[57]

Bei Patienten mit einer Hauterkrankung wie der Schuppenflechte (Psoriasis), der Weißfleckenkrankheit (Vitiligo) oder der Knötchenflechte (Lichen ruber planus) kann das Köbner-Phänomen auftreten, die Erkrankung tritt dabei neu an der Stellen auf, die geschröpft wurde. Dieses auch als isomorpher Reizeffekt bekannte Phänomen kann nach mechanischer, chemischer und thermischer Reizung auftreten. Ist bei einem Patienten dieser Effekt bekannt, wird von einer Schröpfbehandlung abgeraten (Sharquie, Al-Jaralla 2019:4).

Beschrieben wurden auch Verbrennungen, zu denen es bei Erzeugung des Unterdrucks mit Alkohol und Feuer gekommen ist. Aus China wird aus einem Krankenhaus in Jilin von 14 betroffenen Patienten berichtet (Jing-Chun 2014), aus der Türkei von Verbrenungen im Rücken- und Schulterbereich (Kose et al. 2006, Kulahci et al. 2011) und auch Fälle aus Nigeria (Michael, Akande 2016).[58] Durch den heute üblichen

---

[57] Abele (2003:79) sieht dies anders. „Wenn bei einem Patienten Keloide vorhanden sind, wird man dennoch schröpfen, die Schröpfstelle aber sofort mit Neuraltherapeutika unterspritzen."
[58] Auch der Arzt Friedrich Pecher berichtet in seinem historischen Teil der Schröpfkopfbehandlung (Bachmann 1952:15): „Beispielsweise habe ich in Polen an zahlreichen Patienten Brandmale am Rücken und an anderen Körperteilen gefunden, die daher rühren, daß die dort bislang arbeitenden Feldscherer die Haut ihrer Patienten infolge mangelhaften Beherrschens der Technik verbrannten."
Chirali (2002:65) berichtet über einen tödlichen Vorfall aus seiner Heimat: „Eine Frau in unserem Dorf wollte ihren Mann schröpfen, da er sich erkältet hatte. Auf Zypern gibt es ein traditionelles, selbst

Einsatz von Kunststoffgläsern mit Ventil und Pumpe besteht diese Gefahr nicht mehr.

Denkbar ist auch eine Verletzung von oberflächlichen Nerven im Bereich der Arme und Beine, auch wenn mir darüber kein Bericht vorliegt. Deshalb empfehle ich denjenigen, die den Verlauf der Hautnerven nicht genau kennen, in diesem Bereich nicht mit einem Skalpell zu arbeiten (mit dem ein Nerv leicht durchtrennt werden kann), sondern mit einer Lanzette.[59]

Beim Schröpfen kann es zu einer Kreislaufschwäche (Ohnmacht) kommen, deshalb sollte der Patient, wenn die Behandlung im Sitzen erfolgt, vor etwas gesetzt werden (z. B. ein Tisch oder eine Liege), auf das er sich in diesem Fall stützen kann. Der Betroffene fängt oft zunächst an zu schwitzen, fühlt sich unwohl und wankt etwas; Ursache ist eine verminderte Durchblutung des Gehirns. In diesem Fall muss der Patient gestützt werden und sich hinlegen, daraufhin geht es ihm gleich wieder besser; auch ein kreislaufstärken-

gebrautes alkoholisches Heilmittel namens Zivania, mit dem man den Körper nach dem Schröpfen einreibt, um ihn zu wärmen und das Schwitzen zu fördern. Unglücklicherweise verwendete diese Frau den Alkohol *vor* der Schröpfbehandlung. Sie rieb ihren Mann damit ein und zündete dann einen Wattebausch an, um die Gläser aufzusetzen. Zu ihrem Entsetzen sprang das Feuer sofort auf den Körper des Ehemannes über, so dass es keine Rettung mehr für ihn gab. Er rannte aus dem Haus, brach jedoch im Garten zusammen und starb."

[59] Der Nervus cutaneus femoris lateralis z. B., der den seitlichen Oberschenkel sensibel innerviert, verläuft direkt unter dem Leistenband; selbst Druck durch enge Kleidung kann zu einer Schädigung dieses Nerven führen (Meralgia paraesthetica).

des Mittel wie Korodin[R] (Herz-Kreislauf-Tropfen mit Campher und Weißdornextrakt) kann hilfreich sein. Ist bekannt, dass jemand labil ist und z. B. kein Blut sehen kann, sollte man von vornherein im Liegen schröpfen.

In der Literatur tauchen zwei Berichte über einen Schlaganfall in zeitlichem Zusammenhang mit einer Schröpfbehandlung auf, wobei nur bei dem zweiten blutig geschröpft wurde. Da es sich um eine schwerwiegende Komplikation handelt, soll diese nicht unerwähnt bleiben, auch wenn ein kausaler Zusammenhang fragwürdig ist.[60]

---

[60] Beim ersten Bericht (Blunt, Lee 2010) bekommt ein 55 Jahre alter Asiate eine trockene Schröpfbehandlung im Nackenbereich, 14 Stunden danach klagt er über einseitige Kopfschmerzen, innerhalb der nächsten Stunden kommt es zu Sehstörungen und einem neurologischen Ausfall des linken Gesichtsfeldes. Die Autoren stellen theoretische Überlegungen an, ob ein Zusammenhang zwischen der Schröpfbehandlung und dem Schlaganfall bestehen könnte, z. B. durch einen Blutdruckanstieg oder eine schädigende Wirkung des Unterdrucks auf die Halsschlagadern. Beides ist rein hypothetisch und beim angeführten Fall nicht bekannt.
Beim zweiten Fall (Nisar 2018) handelt es sich um ein beidseitiges subdurales Hämatom bei einer jungen asiatischen Frau. Die Patientin klagte über Kopfschmerzen ungeklärter Ursache, deshalb wurde eine Computertomographie (CT) durchgeführt, die ohne Befund war. Danach wurde sie zwei Wochen lang mit mäßigem Erfolg auf dem Kopf blutig geschröpft („She underwent wet cupping on her scalp for 2 weeks with moderate improvement"). Nach weiteren zwei Wochen verschlimmerten sich plötzlich die Kopfschmerzen, eine MRT-Aufnahme zeigte auf der rechten Seite ein großes Hämatom und ein kleineres auf der linken Seite. Es wird zu Recht darauf hingewiesen, dass die Verletzung einer Brückenvene, die durch die harte Hirnhaut verläuft, durch eine leichte Kopfverletzung verursacht werden kann und zu einer Subdural-

In anderer Hinsicht ist ein Schlaganfall eher relevant, und zwar als Ursache für Kopfschmerzen. Der Therapeut muss sich dessen bewusst sein, besonders wenn die Kopfschmerzen ungewöhnlich stark sind, durch die Behandlung nicht wie üblich gleich besser werden oder ganz weg gehen.

In der Überlieferung oben berichtet Ma'mar über Gedächtnisverlust (Amnesie) nach einer Schröpfbehandlung am Kopf, vermutlich kommt die Amnesie eher von der zu behandelnden Erkrankung (die nicht genannt wird) und nicht von Hidschaama.

Hidschaama im Schädelbereich, wie wir dies aus der Sunna kennen, ist an sich nicht gefährlich, wie medizinische Laien sich dies vorstellen.[61] Aus der Medizin ist bekannt, dass die

blutung führen kann. An vier Stellen gibt es beidseits eine Verbindung zwischen dem oberflächlichen Schädel und dem Sinus der Dura mater durch die Emissarvenen. Folgen wir der Argumentation des Autors, dann müsste durch die Schröpfbehandlung auf beiden Seiten eine Brückenvene am Schädel verletzt worden sein; wie dies passiert sein könnte wird nicht erörtert. Auch erfahren wir keine Details, an welchen Stellen genau und wie oft geschröpft wurde, wie die Einschnitte erfolgten usw. Es wird nur argumentiert, dass ausgiebige Untersuchungen die Ursache der Blutungen nicht erklären konnten, es scheint sich von daher um eine Verlegenheitserklärung zu handeln. Auch bleibt die Frage nach der Ursache der Kopfschmerzen, die schon vor der Schröpfbehandlung und dem CT auftraten, unbeantwortet. Ein beidseitiges Hämatom weist nach meiner Einschätzung eher auf eine allgemeine Störung hin, beispielsweise können Gerinnungsstörungen subdurale Hämatome verursachen. Die chirurgische Entleerung der Hämatome führte übrigens zu einer vollständigen Genesung.
[61] Yıldırım (2020:77): „dass es sich bei einem Eingriff am Kopf um etwas recht Riskantes handelt, ist offensichtlich."

Kopfhaut gut durchblutet ist und Verletzungen dort in der Regel gut heilen.

Es gibt Hinweise, dass in der Schwangerschaft eher nicht geschröpft werden soll. Piotrowski-Manz (2015:64) schreibt: "Bei Schwangeren bis zum 4. Schwangerschaftsmonat sollte das trockene Schröpfen nicht eingesetzt werden (Abortgefahr!)." Und etwas eingeschränkter bei Jabin und Mohammad (2023:31f): "Die *Hijamah* sollte bei schwangeren Frauen nicht am Unterbauch und an der Brust durchgeführt werden, insbesondere nicht im ersten Trimester." Von Frenkel et al. (2014:110) werden die Schwangerschaft als relative Kontraindikation aufgeführt mit dem Hinweis: "Auf keinen Fall bei Risikoschwangerschaft und nicht über Becken, Bauch und Kreuzbein behandeln!"

Die Hautwunden heilen in fast allen Fällen ausgesprochen gut. In der Literatur ist der Fall eines Abszesses im Lendenbereich beschrieben, der auf mangelnde Hygiene bei der Durchführung des blutigen Schröpfens zurückgeführt wird (Turtay et al. 2014). Vorsicht ist besonders bei Diabetikern geboten, deren Wunden oft schlecht heilen.
Bei unhygienischem Arbeiten können Krankheitserreger wie Bakterien oder Viren, die sich z. B. auf Gegenständen, der Haut oder im Blut befinden, übertragen werden, was noch keine 200 Jahre bekannt ist.[62]

---

[62] In den Jahren 1847-48 wurde eine medizinhistorisch wichtige Studie von Ignaz Philipp Semmelweis, einem Chirurgen und Geburtshelfer, durchgeführt. Er konnte zeigen, dass Ärzte, die an der Durchführung von Sektionen beteiligt waren und Frauen während der Entbindung untersuchten, die Erreger des Kindbett-

Leider muss man feststellen, dass bei Hidschaama auch heute noch nicht immer hygienisch einwandfrei gearbeitet wird.[63] Berichte zeigen, dass selbst gefährliche Krankheiten wie Hepatitis C vermutlich beim Schröpfen übertragen wurden. "A growing body of evidence suggests that the practice of Hijama carries a significant risk of bloodborne infections, including HIV, hepatitis B, and hepatitis C infections. A meta-analysis of 357 clinical studies concluded that Hijama was a definite risk factor for the transmission of hepatitis C infection (pooled odd ratio, 1,5) [El-Ghitany

---

fiebers übertrugen. In einer zweiten Krankenhausabteilung, bei der Hebammen die Entbindung durchführten, die die Frauen nicht vaginal untersuchten, war die Infektionsrate viel niedriger. Durch Desinfektion der Hände und Instrumente mit Chlorkalk gelang es ihm, die Sterblichkeit von 12 auf 1 % zu senken. Diese Ergebnisse und Erkenntnisse wurden übrigens lange Zeit von führenden Medizinern nicht anerkannt, Hygiene passte in der damaligen Zeit nicht zu den vermeintlichen Krankheitsursachen.

Selbst bei Impfungen während des 2. Weltkriegs wurden offenbar noch hunderttausende amerikanische Soldaten mit dem damals noch nicht bekannten Hepatitis B Virus infiziert. (Vgl. Winkle 2021:963)

[63] Ein Patient hat mir berichtet, dass er sich normalerweise in Tunesien schröpfen lässt und die Schröpfgläser nach Gebrauch in einem Eimer Wasser gewaschen und dann einfach wiederverwendet werden.

Der traditionelle arabische Schröpfer benutzt seine Tierhörner z. T. seit Jahrzehnten und sterilisiert diese nicht.

In der Türkei kam es im 20. Jahrhundert noch vor, dass Männer parallel geschröpft wurden und die Haut danach bei allen mit ein und demselben Schwamm gesäubert wurde; dies berichtet Mustafa Karataş aus eigener Erfahrung in einer Fernsehsendung über dieses Thema (Zahide Yetiş ve Mustafa Karataş'la 129. Bölüm, Cuma Sohbeti, SHOW TV).

2015][64]. Another study based on 24948 cases of hepatitis C infection reported in Saudi Arabia – a country, where Hijama is routinely practiced - revealed that Hijama was the mode of transmission in a substantial proportion of patients. A growing body of evidence has also implicated Hijama in the transmission of HIV and hepatitis B infections. [Madani 2007]" (Rehman, Awais 2014).[65]

[64] „The highest detected risk was intravenous drug users (IDUs) (OR = 9.6) followed by HIV infection (OR = 4.9), having an IDU partner (OR = 4.1), HBV infection (OR = 3.5), Caesarean section (CS) (OR = 3.35), blood transfusion (OR = 3.2) and having an HCV+ partner (OR = 3). [...] Other significant risk factors included poor education, older age, sharing sharp or blunt objects, MSM, tattooing, hijama, body piercing, minor operations and medical procedures."

[65] Nachdenklich macht es mich, dass eine von meiner Religion empfohlene Praxis wie Hidschaama den Menschen schaden kann, wenn auf Hygiene nicht geachtet wird. Interessant ist in diesem Zusammenhang, dass Blut im Islam als unrein gilt. Im edlen Koran wird ausgeflossenes Blut als Greuel (Ar-rijs) (Sure 6,145) bezeichnet, das unrein (*naǧis*) machen kann. Der Begriff 'unrein' ist dem modernen Denken etwas fremd; wenn wir einen vermutlich darin enthalten Gesichtspunkt herausnehmen, den man als 'potentiell infektiös' bezeichnen kann, dann verstehen wir ‚unrein' als Aufforderung, auf Hygiene zu achten. Dass die Reinigung mit Wasser auch im Islam nicht immer als ausreichend betrachtet wird, zeigt das Beispiel eines Hundes (der auch als unrein gilt), der an einem Essgeschirr geschleckt hat. Nach einem Hadis wird empfohlen, dieses zunächst mit Sand zu reinigen und dann sechs Mal mit Wasser. *The Messenger of Allah (p.b.u.h.) said: The purification of the utensil belonging to any one of you, after it is licked by a dog, lies in washing it seven times, using sand for the first time.* (Ṣaḥīḥ Muslim 279d)

Wem hilft Hidschama (Indikationen)?

Die Dienerin des Gesandten Gottes sagte: Keiner klagte gegenüber dem Gesandten Gottes (s.a.s.) über Kopfschmerzen, ohne dass er diesem empfahl, sich schröpfen zu lassen, oder über Schmerzen in den Beinen und er ihm empfahl, diese mit Henna zu färben.[66]

حَدَّثَنَا مُحَمَّدُ بْنُ الْوَزِيرِ الدِّمَشْقِيُّ، حَدَّثَنَا يَحْيَى، ـ يَعْنِي ابْنَ حَسَّانَ ـ حَدَّثَنَا عَبْدُ الرَّحْمَنِ بْنُ أَبِي الْمَوَالِي، حَدَّثَنَا فَائِدٌ، مَوْلَى عُبَيْدِ اللَّهِ بْنِ عَلِيّ بْنِ أَبِي رَافِعٍ عَنْ مَوْلاَهُ، عُبَيْدِ اللَّهِ بْنِ عَلِيّ بْنِ أَبِي رَافِعٍ عَنْ جَدَّتِهِ، سَلْمَى خَادِمِ رَسُولِ اللَّهِ صلى الله عليه وسلم قَالَتْ مَا كَانَ أَحَدٌ يَشْتَكِي إِلَى رَسُولِ اللَّهِ صلى الله عليه وسلم وَجَعًا فِي رَأْسِهِ إِلاَّ قَالَ " اخْتَجِمْ " . وَلاَ وَجَعًا فِي رِجْلَيْهِ إِلاَّ قَالَ " اخْضِبْهُمَا " .

Unzähligen Beschwerden und Erkrankungen können mit dem Blutigen Schröpfen behandelt werden.

„Von den in den Überlieferungen enthaltenen Informationen ausgehend, lässt sich feststellen, dass zur Zeit des geehrten Propheten ﷺ *Sudâ'* (صداع), also Kopfschmerzen, und *Schaqîqa* (شقيقة), also halbseitige Kopfschmerzen, und *Wath* (وثء), also Knochenverstauchungen/Prellungen, und *Rahsa* (رهصة), also Fußbeschwerden, und *Churâdsch* (خراج), also Furunkel/Karbunkel, und *Samm* (سمّ), also Vergiftungen, und *Tubb* (طُبّ), also Zauber, zu den Anlässen für *Hijâma*-Anwendungen gehörten.

Daneben existieren auch Überlieferungen, in denen mitgeteilt wird, dass aufgrund irgendeines Schmerzes oder irgendeiner Erkrankung *Hijâma* angewandt wurde, ohne

---

[66] Sunan Abī Dāwūd (3858), überliefert von Salmah; Al-Albani stuft dieses Hadis als *ḥasan* (gut) ein.

dass erwähnt ist, um welche Beschwerden es sich genau handelte." (Yıldırım 2020:95)

Aus eigener Erfahrung kann ich bestätigen, dass Kopfschmerzen durch Blutiges Schröpfen am Nacken an den schon erwähnten Stellen *al-Achdaʿayn* (الأَخْدَعَيْن) in der Regel sehr schnell besser werden.[67] Der Nackenbereich scheint hierfür mit die wichtigste Stelle zu sein: „Die Schröpfung des Nackens eignet sich gut für nierenbedingten Kopfschmerz. Diese Kopfschmerzen sind sehr häufig anzutreffen. Meist ist hierbei der untere Blutdruckwert erhöht.
Schmerzen, die helmförmig aus dem Nacken in die Stirn kriechen, stehen oft in Verbindung mit dem Blasenmeridian. In solchen Fällen verschafft blutiges Schröpfen im Nackenbereich Linderung." (Frenkel, Molnar, Bamberger 2014:93)
Bei Kopfschmerzen kann auch direkt auf dem Kopf blutig geschröpft werden.[68] Übrigens wurde der Prophet (s.a.s.) gegen *Siḥr* (Magie, Zauberei) (vgl. Sure 2,102) ebenfalls am Kopf geschröpft.[69]

---

[67] Bei meiner Ausbildung zum Heilpraktiker vor 40 Jahren habe ich mich gefragt, wie ich wohl einem Patienten schnell helfen kann, der mit akuten Kopfschmerzen zu mir kommt. Ich muss zugeben, dass erst das Blutige Schröpfen mir dieses Mittel in die Hand gegeben hat.

[68] Im Ṣaḥīḥ al-Buchārī (5701) wird berichtet, dass der Prophet (s.a.s.) aufgrund von Kopfschmerzen Hidschaama an seinem Kopf anwendete, sogar während er sich im Iḥrām (Weihezustand des Pilgers) befand.

[69] *„Er [Ibn Saʿd] überlieferte, als der geehrte Prophet von einem Zauber getroffen wurde, sei ein Mann zu ihm gekommen und habe ihn mit einem Horn (als Schröpfgefäß) an zwei Punkten in der Mitte seines Hinterkopfes*

Bei Kopfschmerzen handelt es sich meist um eine Regulationsstörung, die beeinflusst werden kann; allerdings muss auch daran gedacht werden, dass Kopfschmerzen ein Symptom einer schwerwiegenden Erkrankung wie eines Schlaganfalls, eines Gehirntumors oder einer Entzündung sein können.

Migräne ist nicht einfach zu behandeln, da teile ich die Einschätzung von Bachmann (1952:41): „Die Migräne als eine besondere Ausdrucksform vasomotorischer Störungen ist schon von *Head* als schwierig in ihrer Deutung und Behandlung erkannt worden und steht außerhalb seiner Zoneneinteilung. Sie ist der Schröpfkopfbehandlung nur bedingt zugänglich; in geeigneten Fällen lassen sich durch Ansetzen des Schröpfkopfes im Nacken und am Schultergürtel dennoch günstige Erfolge erzielen."

Abele berichtet von einem Migränepatienten, bei dem es anfallsartig zu einem ungeheuren Druck im Kopf kommt: „Die dort (im Reflexzonengebiet des Nackens und der Schultern) sofort durchgeführte Schröpfung beseitigt innerhalb von 20 Minuten den ansonsten therapieresistenten Krankheitszustand." (Abele 2003, 42)[70] „Die Schröpfung der

---

geschröpft." (Zitiert nach Yıldırım 2020:118, dabei verweist sie auf Ibn Sa'd, Kitābu't-Tabaqāti'l-Kabīr,II,155)

[70] Abele (2003:85) führt noch weitere Erkrankungen auf, bei denen das Schröpfen im Nacken empfehlenswert ist: "Okzipitalneuralgie, Subluxationen der Halswirbelgelenke, HWS-Schleudertrauma, Hypertonie (Niere-Leber), Gallenmigräne, Nierenmigräne, Magenfüllemigräne. Sinusitis maxillaris (Galle/Magen), Tonsillitis (Drei-Erwärmer), Verschlüsse (Thromben) im Karotis-Basilaris-Gebiet, Apoplexie, Hypertonie.

Gallenzone [rechts neben der Brustwirbelsäule, C7 bis Th8] gehört zum wichtigsten Eingriff bei der Behandlung der biliären Migräne. ... Im Migräneanfall sollte die Schröpfung der Zone am liegenden Patienten erfolgen." (Abele 2013:92) Eine Studie mit 70 Migräne- und Spannugskopfschmerz-patienten ergab, dass die Schwere der Beschwerden um 66% abnahm und diese durchschnittlich 12,6 Tage seltener im Monat auftraten (Ahmadi, Schwebel, Rezaei 2008).[71]

Eine wichtige Erkrankung oder ein wichtiges Symptom ist der Bluthochdruck, der von der Schulmedizin zwar behandelt, meistens aber nicht geheilt werden kann. Dabei handelt es sich in der Regel auch um eine Regulationsstörung (essentielle Hypertonie), die einer Behandlung durch Schröpfen im Rahmen eines Gesamtkonzepts zugänglich ist.[72] Man hat

Auch bei Prozessen, die kaudal vom Kopf gelegen sind, wirkt sich die Nackenschröpfung positiv aus: Schulter-Arm-Syndrom, Brachialgia nocturna (3E/Dünndarm), Morbus Raynaud, Digitus mortus, Gefühllosigkeit des Daumens (sehr hoch unter dem Okziput schröpfen) und der ulnaren Finger, Tendovaginitis ulnaris, Epikondylitis. Da das Herz während der Organdifferenzierung von C4 in die Brusthöhle herabgewandert ist, kann man bei funktionellen Herzbeschwerden (Neuraldruck) eine Zone neben HW4-HW6 tasten und schröpfen. Das gleiche gilt für mediastinalen Einflußstau." (Bei der aufgeführten Sammlung von Indikationen steht das übergeordnete Bezugssystem in Klammern)

[71] Drei Schröpfbehandlungen wurden dabei am Rücken zwischen den Schulterblättern (Th1-Th3) im Abstand von zwei Wochen durchgeführt, die Auswertung erfolgte 3 Monate nach der Behandlung.

[72] Während meiner Heilpraktikerausbildung besuchte ich Bad Sobernheim, den Wirkort des Lehmpastors Felke. Dort unterhielt ich mich mit einer jungen Ärztin in einer Kurklinik, die erstaunt

vielleicht drei Monate Zeit, um den Blutdruck auf natürliche Weise zu senken. Medikamente (Beta-Blocker, ACE-Hemmer, u.a.) müssen sonst oft ein Leben lang eingenommen werden. Der Blutdruck gehört gut eingestellt, damit keine gefährlichen Folgeerkrankungen auftreten (Herzinfarkt, Schlaganfall, Arteriosklerose u.a.).

In einer retrospektiven Studie von Al-Tabakha et al. (2018) wurden die Blutdruckwerte von Hypertoniepatienten, die in Schröpfzentren behandelt wurden, über drei Monate lang mit denen aus einem Krankenhaus (Kontrollgruppe mit medikamentöser Behandlung) verglichen. Der systolische Blutdruck (der obere Wert) sank nach drei Schröpfbehandlungen hoch signifikant von 149 auf durchschnittlich 131 mmHg, in der Kontrollgruppe nur von 152 auf 140.[73]

Zusätzlich zu einer medikamentösen Behandlung ist Hidschaama wirksam, wie eine kontrollierte randomisierte Studie aus Saudi Arabien zeigt (Aleyeidi et al. 2015). Der systolische Blutdruck war noch vier Wochen später signifikant um 8,4 niedriger, nach 8 Wochen war kein Unterschied mehr feststellbar.[74]

bemerkte, dass hoher Blutdruck entgegen der Lehrmeinung „einfach" senkbar sei (durch natürliche Mittel wie Ernährungsumstellung, Bewegung, Lehmanwendungen, Wasseranwendungen, Ganzkörpermassage, Entspannungstechniken, temperaturansteigendes Fußbad usw.).

[73] In der Hidschaama-Gruppe wie in der Kontrollgruppe waren je 30 Patienten im Alter zwischen 40 und 60 Jahren mit einem systolischen Blutdruck von mindestens 140 mm Hg. Bei den Patienten in der Hidschaama-Gruppe war nicht ausgeschlossen, dass sie auch blutdrucksenkende Medikamente einnahmen.

[74] Die Probanden in der Hidschaama-Gruppe wurden drei Mal (am 17., 19. und 21. Tag des islamischen Monats) an vier Stellen, an

Auch durch Hidschaama zusammen mit Bewegung kann der Blutdruck signifikant gesenkt werden, in einer kontrollierten randomisierten Studie von Hassan et al. (2023:481) sank dabei nicht nur der systolische (von 145 auf 129) sondern auch der diastolische Blutdruckwert (von 96 auf 79): „Cupping therapy combined with aerobic exercises could lead to a significant reduction in blood pressure in primary hypertensive patients."[75]

Abele (2013:133f) nennt die Stelle über dem Kreuzbein sogar „Hypertoniesülze" (oder auch Depressionszone): „Die ,rote' Hypertonie wird um 10 bis 30 mm Hg gesenkt, oft für Monate. […] Die Schröpfung ersetzt aber weder Medikament noch Diät noch Gefäßtraining!"

In einem Herzinfarktmodell konnte gezeigt werden, dass eine vorausgehende Schröpfbehandlung schützend auf das

denen je fünf kleine parallele Einschnitte gemacht wurden, geschröpft. Bei den Stellen handelt es sich um die korrekten (!) Achdaʿayn am Nacken, dann die Stelle über dem 7. Halswirbel (der als GV14 bezeichnet wird mit Hinweis auf die chinesische Medizin) und zwischen den Schulterblättern mit der Lokalisierung über dem 1. bis 3. Brustwirbel, der als Al-Kahil bezeichnet wird. [Nach meiner Einschätzung umfaßt Kâhil beide Stellen gemeinsam, da sie direkt untereinander liegen (ich persönlich mache in der Regel deutlich mehr Einschnitte in drei Reihen untereinander, sodass mit einem größeren Schröpfglas der ganze Hormonbuckel einbezogen werden kann)].

[75] Beide Gruppen (je 30 Patienten und Patientinnen) bewegten sich 3 Monate lang dreimal pro Woche 30 Minuten, eine Gruppe erhielt zusätzlich einmal pro Monat eine Schröpfbehandlung. Blutig geschröpft wurde rechts und links neben den Lendenwirbeln (L3-L5) und dem ersten Steißbeinwirbel (S1). Die Medikation (falls vorhanden) wurde in der Zeit nicht verändert.

Herz wirkt (vgl. Shekarforoush, Foadoddini 2012); ein solches Tiermodell ist allerdings nicht einfach auf den Menschen übertragbar.[76] An gesunden Menschen ergab sich, dass nach einer Hidschaama-Behandlung die Herzrhythmusvariabilität anstieg, ein Merkmal für eine gute Herzgesundheit oder genauer für die Fähigkeit zur Stressregulation. (Arslan et al. 2014) [77]

Bei der Behandlung von Lungenentzündungen hat man mit der Schröpftherapie vielfältige positive Erfahrungen auch noch aus der Zeit, bevor Antibiotika zur Verfügung standen. „Auch bei Pneumonie und Pleuritis sind beide Arten des Schröpfens [das unblutige und das blutige] angezeigt. Zahlreiche Landärzte und Patienten aus verschiedenen Ländern bestätigen mir, daß sie oft lebensrettende Wirkung davon bei diesen Zuständen gesehen hätten. In Amerika berichten mir besonders viele von meinen Patienten italienischer und

---

[76] In dem Herzinfarktmodellversuch an Ratten fielen die Infarktgebiete deutlich kleiner aus, wenn die Ratten zuvor am Rücken trocken oder blutig geschröpft wurden, beim Blutigen Schröpfen traten auch weniger Herzrythmusstörungen (Arrythmien) auf. „These results indicate for the first time in rats that cupping might be cardioprotective in the ischemic reperfusion injury model."
[77] „Forty healthy participants were included. Classic wet cupping therapy was applied on five points of the back. Recording electrocardiography (to determine HRV [heart rate variability]) was applied 1 hour before and 1 hour after cupping therapy. All HRV parameters increased after cupping therapy compared with before cupping therapy in healthy persons. These results indicate for the first time in humans that cupping might be cardioprotective. In this study, cupping therapy restored sympathovagal imbalances by stimulating the peripheral nervous system."

russischer Abstammung mit Bedauern, daß dieses noch von ihren Eltern mit großem Nutzen verwendete Verfahren so ganz verschwunden sei. Französische Hausfrauen wissen in der Regel auch noch Bescheid, wie man ‚ventouses' (d.h. trockene Schröpfköpfe) ansetzt und damit Bronchitis, Influenza, Pneumonie u. dgl. verhüten oder heilen kann." (Aschner 1986:159)

Die in Polen geborene Hedwig Piotrowski-Manz (2015:2) berichtet in der Autorenvorstellung zu ihrem Buch 'Die Kunst des Schröpfens' folgendes: „Als mein Sohn in seinem ersten Lebensjahr an einer Lungenentzündung erkrankte und die Antibiotka nicht richtig wirkten, therapierte ich ihn zusätzlich mit Schröpfköpfen und half ihm, schnell wieder zu genesen."[78]

Nicht nur bei einer Pneumonie, sondern auch bei anderen Lungenerkrankungen wie Asthma und verschiedenen Arten von Husten kann u. a. al-Hidschaama ausgesprochen hilfreich sein (vgl. Joushan et al. 2020).[79] Abele (2013:121)

---

[78] Mein Buch entstand nach der Corona-Pandemie 2020-22. Der Erreger SARS-CoV-2 kann eine lebensgefährliche Lungenentzündung verursachen, die zu diesem Zeitpunkt nicht kausal behandelt werden konnte und die Patienten nur intensivmedizinisch versorgt wurden. Nach meiner Einschätzung hätte man durch Blutiges Schröpfen den Verlauf der Erkrankung mildern und positiv beeinflussen können. Therapieversuche wurden wie bei vielen anderen Erkrankungen mit Glukokortikoiden unternommen, die in diesem Fall oft schädlich waren, da sie das Immunsystem schwächen.

[79] Eine anschauliche Beschreibung über die ausgezeichnete Wirkung des trockenen Schröpfens bei einem Asthmaanfall liefert Simons (1924) vor 100 Jahren, der sich in Costebelle an der franzö-

meint: „Im Asthmaanfall hilft sie [die Schröpfung] bei allen Plethorikern wie ein intravenös gegebenes Spasmolytikum."[80] Abd Al-Javad et al. (2011) konnten zeigen, dass es Asthmapatienten noch besser geht, wenn sie sich zusätzlich zur medikamentösen Therapie blutig schröpfen lassen.[81]

„Bei *Grippe* mit Kopfschmerzen, bei *Schnupfen*, Influenza und Beteiligung der Bronchien sind Schröpfkopfanwendungen von so eindeutiger, drastischer Wirkung, daß ich hier fast ohne jede medikamentöse Behandlung auskomme." (Bachmann 1952:53) Bei neuralgischen Beschwerden der Wirbelsäule und der Kreuzbeingegend führe die Schröpfkopf-

---

sischen Riviera aufhielt und die Behandlung nur zögerlich über sich ergehen ließ: „What of the result? Nearly immediate relief! And not a grudging relief, but one in full measure. The dyspnoea was markedly and immediatly easier, the cough relieved, and I had a good night's rest. In all my attacks I have never had so striking an improvement in so short a time."

[80] Plethoriker ist ein alte Konstitutionsbezeichnung, die einen Zustand der Fülle (z. B. 'Vollblütigkeit', d.h. Stauung im Venensystem) bezeichnet. Abele schröpft dabei am Tor des Windes (rechts und links von BW 2/3), evtl. kombiniert mit den Nierenzonen; man könne dies als Intervalltherapie alle 4-6 Wochen durchführen.

[81] „In the present study in comparison between the two groups after the period of 3 months treatment it was found that group (I) [cupping besides conventional medication] had a significant statistical difference than group (II) [only conventional medication] as regard daytime symptoms, nocturnal symptoms, need for reliever, exacerbations [Verschlimmerung der Symptome], ECP [Eosinophiles Kationisches Protein], Peripheral Esinophilic count, FVC % [forcierte Vitalkapazität als Maß des Lungenvolumens] and FEF25%-75% [forcierter exspiratorischer Fluss als Marker für eine Atemwegsobstruktion]."

behandlung zu augenblicklichem Nachlassen der Beschwerden.

Auch zur Entgiftung kann Hidschaama dienen, dabei werden allerdings die Grenzen der Therapie sichtbar. Der Prophet Muhammad (s.a.s.) ließ sich auf seinem Rücken (am *Kâhil*) blutig schröpfen, nachdem er etwas Fleisch gegessen hatte, mit dem Juden versucht hatten, ihn zu vergiften (vgl. Ṣaḥīḥ al-Buchārī 5777, Sunan Abī Dāwūd 4510). Selbst drei Jahre später, als der Prophet (s.a.s.) im Sterben lag, sagte er: *„Ich spüre bis heute noch die Wirkung des vergifteten Fleisches, das ich am Tag von Khaibar aß."* (Sunan Abī Dāwūd 4512)[82]
Verschiedene Giftstoffe schädigen den Körper auf die unterschiedlichste Art und Weise, oft nur einzelne Zellen oder Organe; auch können sie z. B. in fetthaltigem Gewebe eingelagert und sogar angereichert werden. Mit dem blutigen Schröpfen können manche deshalb nur eingeschränkt direkt oder indirekt entfernt werden.
Giftstoffe können mit dem Blutigen Schröpfen über Blut und Gewebsflüssigkeit entzogen werden, durch das Schröpfen am Rücken kann auch die Entgiftung über die Nieren und die Leber gefördert werden. Gezeigt wurde z. B., dass der Gehalt an Schwermetallen im geschröpften Blut deutlich höher ist als im venösen Blut (Gok et al. 2016)[83] und der Schwermetallgehalt im Blut gesenkt werden kann. Umar et al. (2018:377): "The venous blood levels of some blood heavy

---

[82] Dieses Hadis wird von Al-Albani als Hasan Sahih eingestuft.
[83] Der Gehalt an Aluminium (Al) und Silber (Ag) im geschröpften Blut war ungefähr doppelt, von Blei (Pb) und Quecksilber (Hg) sogar acht bis neun Mal so hoch wie im venösen Blut.

metals (Al, Zn, and Cd) after wet cupping therapy were significantly lower than the levels before therapy."[84]

Bei einem Furunkel, einer bakteriellen Infektion eines Haarfollikels oder einer Talgdrüse, ist blutiges schröpfen gut einsetzbar (wie wir dies auch aus der Sunna kennen). Chirali (2002:146) beschreibt eine Behandlung folgendermaßen: „Die Spitze des reifen Furunkels anstechen und ein Schröpfglas mit hoher Saugkraft darüberstülpen, so dass Eiter und Blut austreten können."[85]

Auch bei lokalen Formen der Akne ist eine Behandlung mit blutigem Schröpfen möglich, besonders wenn eine Entzündung vorhanden ist; um keine Narben zu hinterlassen, sollten die Hautverletzungen mit einer Lanzette erfolgen.[86] Selbst im Gesicht habe ich damit gute Erfahrungen gemacht.

---

[84] An fünf Stellen auf dem Rücken im Bereich der Brustwirbelsäule wurde blutig geschröpft: Ungefähr über den ersten Brustwirbeln (Th1/2) und beidseits in Höhe von Th4/5 und Th9/10. Die Bestimmung erfolgte 30 Tage nach der Behandlung, vermutet wird eine Wirkung auf die Nieren: „These results suggest that wet cupping therapy has an excretory effect on the kidney. Wet cupping therapy may clear blood from excess heavy metals."

[85] Außerdem empfiehlt Chirali zusätzlich den Akupunkturpunkt Du14 (entspricht *Kâhil* bzw. dem Hormonbuckel) blutig zu schröpfen.

[86] Bei der Akne bilden die Talgdrüsen zusammen mit einer Verhornungsstörung mehr Talg, der Ausgang der Talgdrüse verstopft und es entstehen sog. Mitesser (Komedone). Empfehlenswert ist auf jeden Fall auch eine Behandlung von Innen, z. B. mit der Hefe Saccharomyces boulardii (Perenterol[R]).

Ein Einzelfallbericht von Ahmed et al. (2011) aus Pakistan zeigt, dass auch eine örtliche Entzündung (Zellulitis) nach einem Bienenstich gut mit Hidschaama behandelt werden kann.[87]

Auch aus meiner eigenen Praxis kann ich über eine erfolgreiche Behandlung einer Haut- und Unterhautentzündung berichten. Noch zwei Jahre nach einer Hyposensibilisierung hatte ein Patient kleine knötchenartige Verhärtungen und Schmerzen an der Injektionsstelle am Oberarm, erfolglos wurde mit kortisonhaltigen und anderen Salben behandelt.[88] Nach einer einfachen Schröpfbehandlung, bei der mit einer Lanzette viele kleine Stiche an der Stelle erfolgten, verschwanden die Beschwerden innerhalb weniger Tage, danach waren keine Verhärtungen und Schmerzen mehr vorhanden.

Soliman (2018:107) empfiehlt, bei Hautproblemen eine Schröpfbehandlung in Erwägung zu ziehen mit dem

[87] Bei derselben Person wird dabei über zwei Bienenstiche im Abstand von 45 Tagen berichtet. Der erste Stich in den Unterarm wird zunächst mit Celecoxib, einem Mittel gegen Schmerzen und Entzündung (COX-2-Hemmer) und Antibiotika behandelt (zunächst Lincomycin, dann Augmentin und Metronidazole, sowie später Ciprofloxacin); trotzdem breitete sich die Entzündung immer weiter aus. Erst eine zweifache Hidschaama-Behandlung im Abstand von 12 Stunden mit 30-35 Einschnitten direkt an der entzündeten Stelle führte zu einer schnellen Besserung. Beim zweiten Stich in den Fuß wurde nur dreimal blutig geschröpft, damit konnte die Entzündung erfolgreich behandelt werden.
[88] Bei dieser Allergiebehandlung werden Allergene in steigender Dosierung unter die Haut des Oberarms (subkutan) gespritzt, und zwar in regelmäßigen Abständen über einen Zeitraum von drei Jahren oder länger.

Hinweis, dass groß angelegte randomisierte Studien notwendig sind: „Overall, cupping may play a promising role in managing patients with dermatological conditions".

Bei einem Bluterguss kann an der Stelle blutig geschröpft werden, wie dies auch beim Propheten praktiziert wurde.[89] Dadurch können rote Blutkörperchen (Erythrozyten) aus dem Gewebe entfernt werden und müssen nicht langwierig abgebaut werden.

Auch bei einer schmerzenden, vermutlich entzündeten Wunde, wurde nach einer Überlieferung erfolgreich geschröpft.[90]

---

[89] *It was narrated from Jabir that the Prophet (s.a.s.) fell from his horse onto the truck of a palm tree and dislocated his foot. (One of the narrators) Waki' said: "Meaning that the Prophet (s.a.s.) was cupped because of that for bruising."* (Sunan Ibn Madscha 3485, ṣaḥīḥ nach Darussalam)

حَدَّثَنَا مُحَمَّدُ بْنُ طَرِيفٍ، حَدَّثَنَا وَكِيعٌ، عَنِ الأَعْمَشِ، عَنْ أَبِي سُفْيَانَ، عَنْ جَابِرٍ، أَنَّ النَّبِيَّ ـ صلى الله عليه وسلم ـ سَقَطَ مِنْ فَرَسِهِ عَلَى جِذْعٍ فَانْفَكَّتْ قَدَمُهُ . قَالَ وَكِيعٌ يَعْنِي أَنَّ النَّبِيَّ ـ صلى الله عليه وسلم ـ احْتَجَمَ عَلَيْهَا مِنْ وَثْءٍ .

[90] *'Asim b. 'Umar b. Qatada reported: There came to our house 'Abdullah and another person from amongst the members of the household who complained of a wound. Jabir said: What ails you? He said: There is a wound which is very painful for me, whereupon he said: Boy, bring to me a cupper. He said: 'Abdullah, what do you intend to do with the cupper? I said: I would get this wound cupped. He said: By Allah, even the touch of fly or cloth causes me pain (and cupping) would thus cause me (unbearable) pain. And when he saw him feeling pain (at the idea of cupping), he said: I heard Allah's Messenger (s.a.s.) as saying: If there is any effective remedy amongst your remedies, these are (three): Cupping, drinking of honey and cauterisation with the help of fire. Allah's Messenger (s.a.s.) had said: As for myself I do not like cauterisation. The cupper was called and he cupped him and he was all right.* (Sahih Muslim 2205b)

Bei Schmerzen der Muskeln und Gelenke ist ein Versuch mit Hidschaama sinnvoll, auch wenn diese von der Wirbelsäule ausgehen. Rückenschmerzen sind eine Zivilisationskrankheit, oft lässt sich keine medizinische Ursache feststellen und die Schmerzen können nur symptomatisch behandelt werden. Eine reflektorische Muskelentspannung und Schmerzhemmung, wie sie durch das blutige Schröpfen erfolgen, führen oft zu einer schnellen Besserung der Beschwerden. Natürlich wurden dazu auch Studien durchgeführt: "Spinal and related pain has been treated in controlled trials on several occasions [e.g. neck pain, low back pain, carpel tunnel syndrome, brachialgia]. ... in all studies, patients who received Al-Hijama or wet cupping did significantly better than those who were controls." (Mayberry 2019:33)

Selbst Beschwerden, die in Zusammenhang mit einer Arthrose stehen, können mit Hidschaama behandelt werden. Die Schmerzen kommen übrigens nicht vom abgenutzten Knorpel, der über keine Schmerzrezeptoren verfügt, sondern von einer Reizung der Umgebung durch Entzündung oder den Druck durch Knochenauswüchse (Osteophyten), auch Muskelverspannugen können dazu beitragen.[91] Über Gelenken, die sich direkt unter der Haut befinden, muss ausgesprochen vorsichtig geschröpft werden, Hany Salah Mahmoud empfiehlt dafür die nach ihm benannte oberflächliche Salah's-Technik.

---

[91] Orthopäden ist bekannt, dass es Fälle von ausgeprägter Arthrose ohne Beschwerden gibt.

Beim Karpaltunnelsyndrom (Medianuskompression am Handgelenk) kann man durch das blutige Schröpfen im Schulterbereich die Symptome signifikant lindern, wie in einer Studie gezeigt wurde.[92]

Auch Patienten mit psychischen Erkrankungen wie der Depression können von Hidschaama profitieren, wie eine Studie aus Pakistan zeigt: "According to the result, it is suggested that Al-Hijama therapy improves the symptoms of depressed patients and may be considered as a treatment option for depression." (Noor et al. 2021:183)[93]

Bei klimakterischen Depressionen empfiehlt Abele die Schröpfung über dem 5. Lendenwirbel, die er Depressionszone (oder Hypertoniesülze) nennt. Bei Frauen gibt es auch noch einen Depressionspunkt vorn auf dem Brustbein: „Eine blutige Schröpfung dort ist bei den reaktiven Depressionen von erstaunlichem Soforteffekt begleitet. Man ist meist über-

---

[92] „The results of a randomized trial on the clinical effects of traditional cupping therapy in patients with carpal tunnel syndrome are presented. Cupping of segmentally related shoulder zones appears to alleviate the symptoms of carpal tunnel syndrome." (Michalsen et al. 2009)
Geschröpft wurde an zwei auffälligen Stellen am Rücken über dem Trapeziusmuskel („The area overlying the trapezius muscle with the poorest microcirculation by inspection and the area where subcutaneous adhesions were most pronounced and/or discomfort was greatest when the examiner lifted the skin and rubbed it between his fingers were chosen for cupping."), die Einstiche erfolgten mit einer Mikrolanzette. Die Patienten der Kontrollgruppe erhielten eine Wärmeanwendung im Bereich der Schultern.
[93] Über einen Zeitraum von drei Monaten erfolgten mindestens 6 Schröpfbehandlungen, die Schröpfgläser wurden dabei im Nacken- und Schulterbereich angesetzt (C4, C5, C7, Th1, Th2, Th3).

rascht, wieviel dunkles Blut sich aus dieser Zone entleeren kann. Geschröpft wird hier im Liegen!" (Abele 2013:137)[94]

Beim Restless Legs Syndrom (RLS) konnte in einer Studie gezeigt werden, dass nach zwei Hidschaama-Behandlungen (im Abstand von einem Monat) eine Reihe von Symptomen signifikant besser wurden (Yurttutan, Dağcıoğlu 2020).[95]

Wie schon im geschichtlichen Teil beschrieben, kann bei Epilepsie Hidschaama hilfreich sein. „Im zweiten Jahrhundert nach Chr. lebte *Aretaeus* aus Kappadokien, einer der besten Kenner der Medizin seiner Zeit. Seine Werke sind z. T. erhalten und sprechen von einem umfassenden Wissen. Neben den anderen bei ihm angeführten Indikationen, die ja z. T. immer wieder die gleichen sind, nicht nur, wie manche behaupten, weil die Autoren schon damals so viel voneinan-

---

[94] Abele spricht von einem „Depressionsbuckel" (Segment C4 bis Th5) und „Wasserträgerschultern", wenn aufgrund unverarbeiteter Erlebnisse die Schultern bretthart und der Rücken insgesamt verkrampft ist; in diesem Fall empfiehlt er übrigens eine Wärme- und weniger eine Schröpfbehandlung.

[95] Blutig geschröpft wurde in den Kniekehlen und hinten am Unterschenkel sowie seitlich am Gesäß, entsprechend den Akupunkturpunkten BL-40, BL-57 und GB-30. Die Hidschaama-Behandlung erfolgte in einer Gruppe mit medikamentöser Therapie (Pramipexol) und in der anderen ohne. Die Gruppe mit Medikament zeigte eine Verbesserung in 4 Kategorien (Bewegungsdrang, gestörter Schlaf, durchschnittliche Schwere der Beschwerden tagsüber, RLS Gesamtscore), die ohne Medikament profierte sogar in 6 Kategorien: Bewegungsdrang, gestörter Schlaf, Müdigkeit und Schläfrigkeit tagsüber, Dauer und Häufigkeit der RLS-Beschwerden, durchschnittliche Schwere der Beschwerden tagsüber.

der abgeschrieben haben wie heute, sondern weil sich die Methode immer wieder bei bestimmten Krankheitszuständen bewährte, fällt die Anwendung bei der Epilepsie auf. Seit *Aschner* wird ja auch heute das blutige Schröpfen am Nacken mit Erfolg bei solchen Epileptikern im Intervall regelmäßig angewendet, bei welchen eine vasomotorische Konkomitante nachzuweisen ist. Diese Angabe ist bei später wirkenden Autoren immer wieder zu finden." (Bachmann 1952:14)

In Asien wird zur Rehabilitation nach einem Schlaganfall offenbar häufig eine Schröpfbehandlung angewandt, die Wirksamkeit der Behandlung ist allerdings noch nicht gut belegt (vgl. Lee et al. 2010).[96] Da die Schädelakupunktur nach Yamamoto bei Lähmungen nach einem Schlaganfall nützlich zu sein scheint, könnte es auch eine Therapieoption sein, am Kopf blutig zu schröpfen.

Bei unerfülltem Kinderwunsch (Infertilität) wurden Therapieversuche mit Hidschaama durchgeführt. Gezeigt wurde, dass die Hormone Luteinisierendes Hormon [LH] und Follikel-stimulierendes Hormon [FSH] gesenkt werden konnten und immerhin 20% der Teilnehmerinnen schwan-

---

[96] „There are not enough trials to provide evidence for the effectiveness of cupping for stroke rehabilitation because most of the included trials compared the effects with unproven evidence and were not informative. Future RCTs [randomized clinical trials] seem warranted but must overcome the methodological shortcomings of the existing evidence."

ger wurden; bei der Studie (Abduljabbar et al. 2016)[97] gab es allerdings keine Vergleichsgruppe. Ebenso wenig bei einer Querschnittsanalyse aus Palästina (Alshawish et al. 2021), bei der von 24 Frauen 18 (75%) nach zwei- bis dreimaliger Hidschaama-Behandlung schwanger wurden.

Es gibt eine lange Liste von Indikationen, bei welchen Krankheiten das Schröpfen hilfreich sein kann (vgl. El Sayed et al. 2014, 59-61). Ich möchte ausdrücklich darauf hinweisen, dass Schröpfen dabei in der Regel allein nicht zur Behandlung und Heilung ausreicht.
(1) Schmerzzustände des Bewegungsapparats [98]
(2) Kardiovaskuläre Erkrankungen [99]
(3) Hämatologische Erkrankungen [100]

---

[97] An folgenden 13 Stellen wurde am 2. Tag der Menstruation geschröpft: zwei Stellen am Kopf/Nacken (zwischen den Ohren), über dem 7. Halswirbel (C7) und etwas darunter (T2/3), über dem 6. Brustwirbel (T6), beidseits am Nierenwinkel, über dem 4./5. Lendenwirbel, beidseits am Unterschenkel (zwischen Tibia und Fibula) und beidseits am Fuß (oberhalb des großen Zehs) und vorn auf der Mitte des Brustbeins. Diese Behandlung wurde bis zu sieben Mal wiederholt, falls keine Schwangerschaft eintrat.
[98] Back pain and lumbar pain (lumbago), cervical spondylitis and lumbar disc herniation, fibromyalgia and fibrositis, knee osteoarthritis, lumbar disc prolapse (as a non-surgical treatment unless surgery is indicated), neck and shoulder pain, persistent non-specific low back pain, skeletal pain in general, shoulder-back myofascitis, traumatic strain, sprain and post-fracture conditions
[99] Edema, hypertension, myocardial ischemia and arrhythmia, rheumatic fever, vascular thrombosis (e.g. in the leg)
[100] Thalassemia, bronce diabetes, sickle cell anemia and hemolytic crises, sideroblastic anemia, hemosiderosis and hemochromatosis, hemolysis

(4) Dermatologische Erkrankungen [101]
(5) Angeborene Stoffwechselstörungen [102]
(6) Neuropsychiatrische Erkrankungen [103]
(7) Bösartige Erkrankungen [104]
(8) Stoffwechselstörungen [105]
(9) Infektionskrankheiten [106]
(10) Atemwegs- und HNO-Erkrankungen [107]
(11) Autoimmunerkrankungen [108]
(12) Magen-Darm-Erkrankungen [109]

[101] Acne vulgaris, atopic dermatitis, chronic idiopathic urticaria

[102] Alkaptonuria, ammonia metabolic disorders i. e. ammonia intoxication, essential pentosuria, fructosemia, galactosemia, gangliodidosis, Gaucher's disease, glycogen storage diseases, homocysteinemia, maple syrup urine disease, mycopolysaccharidoses, Neiman pick's disease, phenylketonuria

[103] Brachialgia paraesthetica nocturna, carpal tunnel syndrome, early cerebral infarction, epilepsy, headache and migraine, laziness, lassitude and somnolence, stroke patients, trigeminal neuralgia, trigeminal neuritis and facial neuritis, some psychiatric conditions

[104] Solid tumors, leukemias, lymphomas and multiple myeloma

[105] Gout and gouty arthritis, thyroid dysfunction, conditions of hormonal imbalance, hyperlipidemia and hypercholesterolemia

[106] Cellulistis, diabetic foot, some viral infections e.g. herpes zoster, influenza, epidemic flu, rabies and others, viral hepatitis B and C.

[107] Bronchial asthma, chronic sinusitis, motion sickness, otitis media, tonsillitis, pneumothorax

[108] Ankylosing spondylitis, systemic lupus erythematosus, rheumatic arthritis, thyroid autoimmunity, acanthosis nigricans, Addison's disease, autoimmune anemia and pernicious anemia, cold agglutinin disease, insulin-dependent diabetes mellitus, multiple sclerosis, myasthenia gravis, rheumatoid arthritis, scleroderma, systematic lupus erythematosus, vitiligo

[109] Gastritis, intoxication, irritable bowel syndrome, Chron's disease, ulcerative colitis

(13) Trauma (Gewebeschädigung)

(14) Schwermetallvergiftung

(15) Andere Vergiftungen

(16) Arzneimittelüberdosierung

(17) Nieren-Erkrankungen [110]

(18) Rauchen.

Es sprengt den Rahmen dieser Abhandlung, auf alle Indikationen im Detail einzugehen. Die detaillierte Liste übernehme ich nur als Fußnote, um nicht den Eindruck eines Wundermittels zu verbreiten.

Das Positive bei der Auflistung dieses Autors ist, dass wissenschaftlich argumentiert wird. Z. B. bei Krebserkrankungen wird nicht behauptet, diese können mit Hidschaama geheilt werden, was ausgesprochen abwegig wäre, sondern es heißt: "Al-hijamah may clear blood from cancer antigens, growth factors, angiogensis factors and tumor cell products." (El-Sayed 2014:60)

Auch Abele (2003:X) berichtet über eine palliativmedizinische Behandlung bei einem Patienten mit Morbus Hodgkin, der austherapiert („ausbestrahlt und ausoperiert") ist: „Das Gesicht des Patienten ist blaurot, die Halsadern sind daumendick. Es besteht ein inspiratorischer Stridor.[111] Der Patient kann nachts nicht mehr schlafen, da er nur noch in sitzender oder stehender Körperhaltung Luft bekommt." Im Abstand von 14 Tagen wird er mehrfach an den Reflexzonen der Lunge, des Herzens und des Mediastinums geschröpft.

---

[110] Renal impairment, acute and chronic renal failure, nephrotic syndrome, glomerulonephritis

[111] Morbus Hodgkin wird auch als Lymphogranulomatose bezeichnet und ist eine bösartige Erkrankung des lymphatischen Systems.

„Schon nach der ersten Behandlung kann der Patient wieder im Lehnstuhl schlafen, nach der zweiten Behandlung sich wieder ins Bett legen, er bekommt wieder Appetit und Lebensmut, macht kleine Spaziergänge und gewinnt so noch etwa ein Dreivierteljahr erhöhter Lebensqualität."

Selbst bei der Behandlung von Hepatitis B und C kann eine Hidschaama-Behandlung in Kombination mit einer medikamentösen Therapie hilfreich sein, weil dadurch u. a. das Immunsystem gestärkt wird (vgl. El Sayed 2023).

Bei Autoimmunerkrankungen wie der rheumatoiden Arthritis (RA) sprechen Studien (z. B. Ahmed 2005) für den Einsatz von Hidschaama in Kombination mit einer medikamentösen Behandlung; dies bewirkt eine Abnahme der Entzündungsparameter und der Schmerzen.[112] Baghdadi (2015:207) kommt in einem Review-Artikel zu folgender Schlussfolgerung: "Al-hijamah may be promising in treating autoimmune diseases as a sole treatment or adjuvant treatment."

Mahmoud (2013:4) formuliert: "Basically speaking, diseases that will benefit from Al-hijamah are diseases in which their pathogenesis may be characterized by excess tissue fluids

---

[112] "In conclusion, blood-letting cupping combined with conventional medicinal therapy has several advantages. It exerts marked improvement on the clinical condition of patients especially visual analogue scale of pain, it significantly reduces the laboratory markers of disease activity and it modulates the immune cellular conditions particularly of innate immune response NK [natural killer] cell % and adaptive cellular immune response SIL-2R [soluble interleukin-2 receptor]." (Ahmed 2005:50)

(transudates or exudates), intravascular fluids or CPS [causative pathological substances]."

Auch bei chronischer Urtikaria (Nesselsucht) wird Blutiges Schröpfen als wirksam und hilfreich eingestuft. „Wet cupping may be as effective as treatment with antihistamines. When cupping therapy is used as an adjuvant therapy to antihistamines or acupuncture, it may enhance the efficacy." (Xiao et al. 2020:303) [113]

Fraglich ist, ob bei der Schuppenflechte (Psoriasis) Al-Hidschaama empfehlenswert ist, auch wenn es dazu eine Einzelfallbeschreibung gibt (Malik, Akhter, Kamal 2015).[114] El-Domyati et al. (2013) beobachten bei 8 untersuchten Fällen von Psoriasis keine Verbesserung durch Blutiges Schröpfen.

Erwähnt sei noch, dass Al-Hidschaama auch mit wunderbaren Heilungen in Verbindung gebracht wird, die wissenschaftlich untermauert sein sollen, wie wir dies bei Sheikho (o.J.:8) lesen: „After practically checking thousands of wondrous recovery cases during long elapsing years which culminated in the discovery of the cupping operation in its

---

[113] Bei der Schlussfolgerung dieser Review-Studie wird einschränkend darauf hingewiesen, dass die ausgewerteten randomisierten kontrollierten Studien nur von schlechter Qualität sind.
[114] „Results illustrated that with Hijamah, disease can not only be controlled but can be brought to a nearly complete remission."
Nach dreimaliger Hidschaamabehandlung (im Abstand von je 2 Wochen) besserte sich die Erkrankung um 90%, die betroffenen Stellen wurden kleiner oder verschwanden ganz. Nach 6 Monaten waren alle Stellen verschwunden und ebenso der Juckreiz, allerdings bildeten sich einige kleine neue Stellen an den Ellbogen.

correct scientific rules." „Dr. A. M. Al-Shalati, a specialist in neural diseases from UK and a professor in Damascus University, said to the BBC, in his talk, that the performance of cupping operations in its strict regular conditions on a group of patients gave amazing results in the complete recovery of many cases of cancer, paralysis, the problematic hemophilia, angina pectoris, Hodgkin's disease, and some improvements in asthma, rheumatism, and other cases of disease. All these cases were confirmed foundings in clinical examinations, radiological and laboratory investigations performed on patients." (Sheikho o.J:11)[115] Übertreibungen schaden sicher dem Ruf dieses Naturheilverfahrens.

[115] Mohammad Amin Sheikho (1890-1964) war ein syrischer Gelehrter, der eine Reihe von Büchern über den Islam veröffentlicht hat, auch über das Blutige Schröpfen. Noch während des Osmanischen Reichs war er Polizeichef von Damaskus und in der französischen Mandatszeit Gefängnisdirektor; auch war er an den Unabhängigkeitskämpfen beteiligt, die zur Gründung der arabischen Republik Syrien führten.

Das Trockene Schröpfen

In vielen deutschsprachigen Büchern über das Schröpfen stehen die Wirkungen und Erfahrungen mit dem Trockenen Schröpfen im Vordergrund.[116] „Trockenes Schröpfen wird bei Leerezuständen bevorzugt." (Kraft, Stange 2010:453)[117] Bei Piotrowski-Manz (2015) z. B. gibt es zahlreiche Abbildungen, alle zeigen nur das Trockene Schröpfen; für diese Anwendung werden auch unzählige indizierte Erkrankun-

---

[116] Eine Ausnahme ist sicher Abele, für den die Blutige Schröpfung wohl alltäglich war, deswegen schätze ich besonders seine Erfahrungen und Bücher. Er rät z. B. für eine Praxis, die viel blutig schröpft, mindestens 15 Schnäpper zu haben. Anders als die anderen Autoren stellt er wie wir gesehen haben eine Indikationstopologie auf, ausgehend von wichtigen Schröpforten beschreibt er ihre Bedeutung bei der Behandlung einzelner Erkrankungen und bringt Fallbeispiele. Über die Zonen am Rücken lassen sich die verschiedenen inneren Organe positiv beeinflussen, Verkrampfungen können gelöst und die Durchblutung verbessert werden. Dies ergibt auch eine schöne Verbindung zur Sunna, denn die meisten Stellen sind auf verschiedenen Höhen zwischen den Schulterblättern (*baynal-Katifayn*): Ganz oben im Bereich der Brustwirbelsäule (Th 2/3) sind wie schon beschrieben die Lungenpunkte (rechts und links), weiter unten auf der rechten Seite schröpft man bei Gallen- und Leberbeschwerden, links davon bei Magen-, Herz- und Pankreasbeschwerden. Im Bereich der unteren Brustwirbelsäule (Th 9) befinden sich rechts und links die Nierenzonen, die auch bei Gicht und Rheuma geschröpft werden sollten.

[117] Anders beim Blutigen Schröpfen: „Dieses wird bei Füllezuständen angewandt. Hinweise auf Füllezustand sind Schmerzempfindungen wie klopfend/pulsierend, schnelle lokale Rötung der Haut nach Palpation, z. B. mittels Kibler-Falte, vermehrter Bewegungsdrang, Verschlimmerung durch warme Anwendungen." (Kraft, Stange 2010:454)

gen und Beschwerden aufgezählt. Diese möchte ich hier einfach nur aufzählen, ohne näher darauf einzugehen: Erkrankungen im Bereich des Kopfes (Kopfschmerzen, Migräne, Mittelohrentzündung, Ohrgeräusche, Nasennebenhöhlenentzündung), der Atemwege (Asthma bronchiale, Bronchialkatarrh, Grippe und grippöse Erkrankungen, Halsschmerzen, Lungenentzündung, Rippen- und Brustfellentzündung), des Herz-Kreislauf-Systems (Koronare Herzkrankheit, Blutdruckerniedrigung, Bluthochdruck), der Verdauungsorgane (Magenkatarrh, Entzündungen der Bauchspeicheldrüse, Lebererkrankungen, Gallenblasen- und Gallenwegserkrankungen, Darmentzündung, Verstopfung), des Bewegungsapparates (Rheumatische Erkrankungen, Spondylitis, Spondylose, Lumbago), der Geschlechtsorgane (Zyklusstörungen, Entzündungen der weiblichen Geschlechtsorgane und der Prostata, sexuelle Störungen der Frau und des Mannes), der Harnwege (Nierenentzündung, Blasenentzündung), des Nervensystems (Ischias, vegetative Regulationsstörungen, vegetative Dystonie, Reizdarm-Syndrom, Burnout-Syndrom), der Venen (Krampfadern), bei Fettsucht, Zellulitis und Zelluliten sowie Wetterfühligkeit und Wetterempfindlichkeit.[118] Hierbei handelt es sich um

[118] Für das Blutige Schröpfen werden nur folgende Indikationen auflistet: „Im Gegensatz zu früheren Anwendungen, wo das blutige Schröpfen übertrieben zum Einsatz kam, gibt es heute genaue Indikationen, so z. B. bei akuten Lungenstauungszuständen infolge von Herzschwäche. Durch den Blutentzug wird die Blutmenge des Patienten vermindert und dadurch der Herzmuskel entlastet; auch die lebensbedrohliche Blutstauung innerhalb der Lunge kann entscheidend gebessert werden.

Therapievorschläge der Autorin, wobei auch gezeigt wird, wo die Schröpfgläser angesetzt werden; wissenschaftlich Belege für die Wirksamkeit werden keine angeführt. Ohne Studien ist es schwer zu sagen, wie gut die Wirkung bei den einzelnen Erkrankungen wirklich ist, deshalb empfehle ich, die Schröpfbehandlung zusätzlich zu anderen möglichen Behandlungsmöglichkeiten anzuwenden.

In den Anwendungstabellen bei Frenkel, Molnar und Bamberger (2014:112-123) werden ebenfalls unzählige Beschwerden aufgelistet, nur in einem Drittel davon wird auch das Blutige Schröpfen empfohlen.[119]

Man kann annehmen, dass diese Autoren wenig Erfahrung mit dem Blutigen Schröpfen haben, wobei man ehrlicherweise zugeben muss, dass das Trockene Schröpfen einfacher

Das blutige Schröpfen kommt ebenfalls in Frage bei: Apoplexie, Asthma bronchiale (chronischem, wenn es nicht rein allergisch ist), Bluthochdruck, hochfieberhaften Zuständen (Pneumonie, Grippe), Gastritis, Kopfschmerzen, Vollblütigkeit (Polyzythämie) etc.
Bei präziser Indikationsstellung stellt sich der Erfolg der Schröpfkopfbehandlung sehr schnell ein. Kombinationen mit anderen Naturheilmitteln sind immer möglich." (Piotrowski-Manz 2015:67)
[119] Anwendungen für das blutige Schröpfen: Arthrose (Schultergelenk, Ellenbogengelenk, Hüftgelenk, Kniegelenk, Wirbelsäule), rheumatischer Formenkreis, hoher Blutdruck, Herzschwäche, Venenerkrankungen, chronische Bronchitis, Asthma bronchiale, Verstopfung, Übergewicht, Gicht, Prostataadenom, Wechseljahrbeschwerden, vegetative Dystonie, Schmerzkrankheit, Rückenschmerzen, chronische Wunden, Allergien und Entgiftung/Entschlackung.

durchzuführen und Patienten dafür leichter zu gewinnen sind.[120]

Beim Trockenen Schröpfen werden die Schröpfgläser auf die ausgewählten Stellen gesetzt und man lässt den Unterdruck, der auch für den Halt der Gläser sorgt, 10 bis 15 Minuten wirken (bei Kindern 5-10 Minuten). Bei dieser unblutigen Form des Schröpfens kann man sehr viele Gläser ansetzen, mit Kunststoffgläsern und mechanischen Pumpen kann man dies auch einfach zuhause durchführen.[121]

Lauche (2011:81) hat in ihrer Doktorarbeit die Wirkung von Trockenem und Blutigem Schröpfen bei Nackenschmerzen untersucht: "Die Ergebnisse der vorliegenden Studien zeigen, dass sowohl Blutiges als auch Trockenes Schröpfen zu einer signifikanten Reduktion von Nackenschmerzen (VAS) führten. Beim Blutigen Schröpfen trat dieser Effekt bereits am Tag nach der Behandlung ein, beim Trockenen Schröpfen war ein signifikanter Unterschied erst ab der vierten Behandlung nachweisbar."[122]

---

[120] Dies ist bei Muslimen anders, die aus der Sunna das Blutige Schröpfen (Hidschaama) kennen und deshalb meist bevorzugen.
[121] Zur Behandlung eines Asthmaanfall können z. B. entsprechend der Abbildung insgesamt 30 Gläser im Nacken- und Schulterbereich, beiderseitig der Brustwirbelsäule und auf den seitlichen Thoraxpartien angelegt werden (Piotrowski-Manz 2015:81).
[122] Es handelte sich um keinen direkten Vergleich der beiden Verfahren, sondern es ging allgemein um die Wirksamkeit von Schröpfen bei Nackenschmerzen. Dem Trockenen Schröpfen wurden Patienten zugeordnet, bei denen ein verminderter Bindegewebstonus und eine verminderte Durchblutung festgestellt

Mit Hidschaama kann man viele Stoffe aus dem Körper ziehen, deshalb kann man nach meiner Einschätzung mit dem Blutigen Schröpfen in der Regel mehr erreichen als mit dem Trockenen. Die reflektorischen Wirkungen auf die inneren Organe und die Muskeln hat man auch beim Trockenen Schröpfen, ich vergleiche diese Form gerne mit einer Massage.

Aus eigener Erfahrung kann ich feststellen, dass bei manchen Beschwerden das Trockene Schröpfen dem Blutigen auch überlegen sein kann, z. B. mit einer großflächigen Behandlung bei Schmerzen in den Beinen. Mit Trockenem Schröpfen am unteren Rücken, dem unteren Bauch, der Leistengegend und der Innenseite der Oberschenkel können Menstruationsbeschwerden (Amennorrhö, Hypo- und Dysmenorrhö), Entzündungen der Gebärmutter (Metritis, Endometritis), der Blase (Cystitis) und der Harnleiter (Urethritis) behandelt werden; dort kann täglich unblutig geschröpft werden.[123] In einer Studie von Sultana et al. (2010) wurde z. B. gezeigt, dass Trockenes Schröpfen ('Hijamat bila shurt') im Bereich unter dem Bauchnabel Menstruationsschmerzen signifikant bessern kann. Bei zu starker Menstruationsblutung kann durch Trockenes Schröpfen unter den Brüsten die Blutung signifikant vermindert werden (Sultana, Rahman 2012).[124]

wurden, für das Blutige Schröpfen wurden Patienten mit einem erhöhten Bindegewebstonus ausgewählt.

[123] Bei lokalen Schmerzzuständen wird besser blutig geschröpft, ebenso am Depressionspunkt.

[124] „A dry cupping therapy is a useful treatment modality in decreasing the amount of menstrual blood flow in menorrhagia."

In der Einführung hatte ich folgendes zitiert: „Nach *Dr. Beck* *(Kronfeld-Hovorka)* kann eine *Araberin* nicht einen Monat, ja nicht eine Woche existieren, ohne sich einen Schröpfkopf aufsetzen zu lassen." (Bachmann 1952:10) Dabei handelte es sich vermutlich nicht immer um das Blutige Schröpfen, denn es ist sicher nicht sinnvoll, sich jede Woche blutig schröpfen zu lassen. Auch in der Türkei hat das Trockene Schröpfen in der Volksheilkunde Tradition, z. B. hat noch der Großvater meiner Frau dies praktiziert.

Auch bei sekundärer Muskelatrophie ist das Trockene Schröpfen das Mittel der Wahl. „Es ist eine von *Bachmann* und mir [*Pecker*] häufig beobachtete Tatsache, dass das unblutige Schröpfen das beste, weil augenblicklich wirkende Mittel gegen Muskelkater und ein ausgezeichnetes Verfahren zur Hyperämisierung bei Inaktivitätsatrophie der Extremitäten z. B. nach Frakturen ist." (Bachmann 1952:19)

Wie wirkt das Blutige Schröpfen?

O Nafi'! Das Blut kocht in mir, finde mir einen Schröpfer, der sanft ist, nicht zu alt und nicht zu jung. Denn ich hörte den Gesandten Gottes (s.a.s.) sagen: 'Al-Hidschaama bei leerem Magen ist besser, und darin liegt Heilung und Segen, und es verbessert den Verstand und das Gedächtnis. [...]'[125]

الْحِجَامَةُ عَلَى الرِّيقِ أَمْثَلُ وَفِيهِ شِفَاءٌ وَبَرَكَةٌ وَتَزِيدُ فِي الْعَقْلِ وَفِي الْحِفْظِ

Wie das Blutige Schröpfen Krankheiten oder Beschwerden heilen und lindern kann, lässt sich grob in lokale, segmentale (Inneren Organe, Muskulatur) und allgemeine Wirkungen einteilen, wobei diese sich überschneiden können. Dem Körper werden einerseits schädliche Stoffe entzogen, andererseits die Bildung von heilenden Substanzen (u. a. bei der Wundheilung) angeregt. Die Erklärungsmöglichkeiten für die Wirkung von Al-Hidschaama und der menschliche Körper sind im Detail wunderbar komplex und werden auch noch nicht vollständig verstanden.

In einem Review listen Al-Bedah et al. (2019) sechs Wirkmechanismen auf, die in Veröffentlichungen aufgeführt werden: Schmerzhemmung im Rückenmark und Gehirn (pain-gate theory) und im Hirnstamm (noxious inhibitory controls), die Wirkung über Reflexzonen, Freisetzung von

---

[125] Sunan Ibn Madscha 3487, überliefert von Ibn 'Umar; Darussalam hält dieses Hadis für *ḍa 'īf* (schwach).

Stickstoffmonoxid, Aktivierung des Immunsystems und Entgiftung des Blutes.[126]

Dazu kommt die von uns beim Schröpfen im Nacken angenommene Wirkung über die Transportreaktion (Tragereflex).

Abele (2003:81f) wählt zur Erklärung auch Regelsysteme aus der Traditionellen Chinesischen Medizin, die wohl für alle Naturheilverfahren gelten.[127]

---

[126] »Six theories have been suggested to explain the effects produced by cupping therapy. Pain reduction and changes in biomechanical properties of the skin could be explained by "Pain-Gate Theory", "Diffuse Noxious Inhibitory Controls" and "Reflex zone theory". Muscle relaxation, changes in local tissue structures and increase in blood circulation might be explained by "Nitric Oxide theory". Immunological effects and hormonal adjustments might be attributed to "Activation of immune system theory". Releasing of toxins and removal of wastes and heavy metals might be explained by "Blood Detoxification Theory".« (Al-Bedah et al. 2019:90)

[127] „Das alte Heilsystem der Akupunktur bot schon seit Jahrtausenden den Versuch, die Polysymptomatik eines kranken Menschen durchschaubar zu machen. Genaue Beobachtung und Betastung der Kranken offenbaren immer in gleicher Weise wiederkehrende Triggerpoints, die sich vom Scheitel bis zur Zehe, oder besser von den Fingerspitzen bis zu den Zehen aufreihen und einer *Punktekette* entsprechen. Gleichartig ablaufende Störungen haben das Auftreten gleichartiger Punkteketten zur Folge. Es lag nahe, alle – auch die unterschiedlichsten – Einzelsymptome von Unwohlsein, die das Auftreten bestimmter Punkteketten zur Folge hatten, einem einzigen Regelsystem zuzuordnen. Die davon ausgehenden Schlüsse und vor allem der therapeutische Ansatz haben sich innerhalb der Akupunkturmethode als äußerst glücklich erwiesen. Bei näherer Betrachtung gelten sie aber für alle Naturheilverfahren." Abele (2003:81f)

El Sayed (2014) listet 35 Wirkungen auf und kommt damit der umfassenden heilenden Wirkung auf den Körper vermutlich am nächsten; dabei geht es allerdings um beobachtete Effekte und weniger um Wirkmechanismen.[128]

Nach dem Schröpfen fühlen sich die meisten Menschen erleichtert, als werde eine Last von ihren Schultern genommen. Dabei wirken vermutlich die verschiedenen Faktoren synergistisch zusammen, auch eine psycholgische Komponente ist wahrscheinlich.

Lokale Wirkungen

Beim Schnitt in die Haut wird die Oberhaut (Epidermis) durchdrungen und auch die Lederhaut (Dermis) verletzt. Es lohnt sich deshalb, sich den Aufbau der Haut etwas genauer anzuschauen. Die Epidermis besteht aus einem verhornen-

---

[128] Preventive health benefits, non-specific biochemical clearance of serum and interstitial fluids, excretory benefit, detoxification benefit, metabolic benefit, pharmacological potentiation benefit, anti-nociceptive (analgesic) benefit, anti-inflammatory benefit, hemodynamic benefit, hematological benefit, hemostatic benefit, homeostatic benefit, circulatory benefit, respiratory benefits, neurological benefit, immunological benefit, cosmetic benefit, angiogenic benefit, physiotherapy benefit, treatment of disease predisposing factors, non-specific-tissue protective benefits, hepatoprotective benefits, cardioprotective benefits, neuroprotective benefits, nephroprotective benefits, anti-hypertensive benefit, anti-hyperlipidemic benefit, anti-allergic benefits, anti-infective benefit, antiviral benefits, anti-rheumatic benefits, anti-cancer benefits, nutritional benefit, improvement of general condition, psychological benefit (El Sayed 2014:54f)

den Plattenepithel, die Zellen (Keratinozyten) sind durch Zell-zu-Zell-Kontakte (Desmosomen) eng verbunden und bilden den Schutzmantel der Haut.[129] Blutgefäße befinden sich erst in der Dermis zusammen mit Bindegewebe, ebenso Lymphspalten, Lymphgefäße und Nervenfasern; in der Dermis befinden sich auch Haarfollikel, Schweiß- und Talkdrüsen sowie glatte Muskelzellen.[130] Die Unterhaut (Sub-

[129] Die Zellen werden in der Grundschicht (Stratum basale) über der wellenförmigen Basalmembran gebildet und verschieben sich innerhalb eines Monats nach außen über die Stachelzellschicht (Stratum spinosum) und die Körnerschicht (Stratum granulosum) bis zur Hornschicht (Stratum corneum), die aus Zelllagen abgestorbener Keratinozyten besteht. Im Stratum spinosum wird eine Kittsubstanz gebildet, die das Stratum granulosum wasserdicht abschließt; zusammen mit den zweischichtigen Lipidlagen der Zellmembranen ist dies eine widerstandsfähige mechanische Barriere und schützt auch vor chemischen Schädigungen.
In der Epidermis gibt es Melanozyten, die ein braunes (eigentlich schwarzes und rotes) Pigment bilden und den Keratinozyten zum Schutz vor UV-Stahlen Farbe verleihen können, Sinneszellen für Vibration (Merkelzellen) und dentritische Zellen des Immunsystems (Langerhanszellen).
[130] Die Papillen der Papillarschicht (Stratum papillare) der Dermis sind mit der Epidermis verzahnt, sie enthalten schlaufenartige Kapillargefäße, die diese über Diffusion mit Sauerstoff und Nährstoffen versorgen. Die Durchblutung wird durch Gefäßgeflechte in der oberen und tiefen Dermis über Arteriolen reguliert, die sich erweitern (dilatieren) oder verengen (kontrahieren) können; über die Hautdurchblutung kann auch die Körpertemperatur reguliert werden. In der Papillarschicht befinden sich die meisten sensorischen Zellen für die Tast- und Vibrationswahrnehmung, Abwehrzellen können sich hier frei bewegen.
In der Netzschicht (Stratum reticulare) bilden Fibroblasten Kollagenfasern und elastische Fasern, diese sorgen für die Reißfestigkeit und Elastizität der Haut.

cutis) ist aus Fettläppchen aufgebaut und dient als Energie-
speicher, Wärmeisolator und Schutzpolster.

In der Haut gibt es neben freien Nervenendigungen unter-
schiedliche Sinneszellen, mit denen wir fühlen können.[131]
Sensorische Nervenendigungen vermitteln mechanische
Sinneseindrücke über schnell leitende Aβ-Fasern, die freien
Nervenendigungen vermitteln Kälte, Wärme, scharf stechen-
den Schmerz, dumpfen brennenden Schmerz und Jucken
über langsam leitende dünn myelinisierte Aδ-Fasern aus der
Dermis und unmyelinisierte C-Fasern aus der Epidermis.
Die Zellkörper der beteiligten Nervenzellen liegen als erstes
Neuron der Schmerzbahn im Spinalganglion.[132] Bei einer
Durchtrennung von Nervenendigungen, wie diese beim

[131] Tast-Scheiben (Merkel-Zellen) werden durch schwache Reize
senkrecht auf die Haut erregt, Pacini-Körperchen sind hoch-
empfindliche Mechanorezeptoen mit extrem schneller Adaptation
für das Vibrationsempfinden, Ruffini-Körperchen werden durch
Dehnung der Haut gereizt, Haarfollikelrezeptoren reagieren auf
Bewegung der Haare; nur in unbehaarter Haut findet man
Meißner-Körperchen, die Berührungsreize mit einer schnellen
Übertragung vermitteln.
Die Rezeptoren sind auf der Körperoberfläche unterschiedlich
räumlich verteilt, die Dichte z. B. am Rücken, wo oft geschröpft
wird, ist nicht besonders hoch, die Zweipunktschwelle als Maß für
die räumliche Auflösung einer Empfindung (Abstand, der gerade
noch den Sinneseindruck von zwei getrennten Reizen vermittelt)
für die mechanische Oberflächensensibilität beträgt dort über 5 cm.
[132] Das Spinalganglion ist ein Nervenknoten im Wirbelkanal außerhalb des Rückenmarks. Die Nervenzellen des somatosensorischen
Systems sind pseudounipolar, d.h. Axon und Dentrit verlassen
gemeinsam die Zelle und teilen sich später, der eine dentritische
Ast zieht in die Peripherie des Körper (z. B. die Haut) und nimmt
dort Reize auf, der Axonast zieht ins Rückenmark.

blutigen Schröpfen erfolgt, bleiben die Zellkörper intakt, und diese Endigungen können langsam nachwachsen. Vermutlich spielt diese Zeit für die anhaltende Wirkung des blutigen Schröpfens eine Rolle. Das zweite Neuron der Schmerzbahn im Rückenmark ist mit den Muskeln und den inneren Organen verschaltet (segmentale Wirkung).

Über eine gegenläufige (antidromale) Erregungsausbreitung des Axons können über Verzweigungsstellen bisher nicht beteiligte sensorische Endigungen erregt und Neuropeptide (Substanz P, CGPR und Somatostatin) in der Haut freigesetzt werden.[133] Dadurch kommt es auch in der Umgebung des Schröpfglases zu einer besseren Durchblutung (auch beim Trockenen Schröpfen) und es erhöht sich die Durchlässigkeit der Kapillaren, was bei manchen Patienten deutlich zu sehen ist.

Durch den Unterdruck werden möglicherweise auch Verklebungen von Faszien gelöst, wie dies auch durch manuelle Therapien (z. B. Massage) erreicht werden kann.[134]

[133] Dies wird auch als Axonreflex bezeichnet, obwohl es sich um keinen eigentlichen Reflex handelt, da dabei keine synaptische Übertragung erfolgt. Die Substanz P spielt bei der Schmerzübertragung und bei Entzündungsprozessen eine Rolle, CGPR (Calcitonine Gene-Related Peptide) gehört zu den stärksten gefäßerweiternden Substanzen.

[134] Faszien sind bindegewebige Strukturen, die viele Gewebe und Organe umhüllen und netzartig verbinden, angefangen mit oberflächlichen Faszien im Unterhautgewebe bis zu tieferliegenden Faszien in Sehnen, Muskeln usw.

Der Gewebedruck wird durch das blutige Schröpfen reguliert und das Milieu kann sich normalisieren (Pischinger-Raum), die humoralen Bestandteile des Gewebes können sich erneuert.[135] Diese Grundsystem stellt das übergeordnete Ordnungsprinzip im Streben des Organismus nach Selbsterhaltung dar. Alle biologischen Grundfunktionen des Lebens, die mit der Abwehr oder dem Ausgleich von Ungleichgewichten zusammenhängen, werden hier reguliert. Jeder Reiz und jedes Stoffwechselgeschehen das zwischen den Organzellen untereinander oder den Zellen und der Blut-Lymphbahn abläuft, führt zwangsläufig über dieses System, z. B. Zufuhr wichtiger Nähstoffe und Abtransport von Stoffwechselendprodukten. Jede Reaktion des Blut-, Nerven-, Hormon- oder Immunsystems hängt ganz entscheidend von der Übertragungsfunktion des Grundsystems ab.

Der pH-Wert im Gewebe hat eine Wirkung auf die Schmerzübertragung, ein niedriger pH-Wert kann die Schmerzempfindlichkeit deutlich erhöhen.[136] Der pH-Wert von Blut ist leicht alkalisch (pH 7,35-7,45), das Blut allein kann somit

[135] Entdeckt und benannt wurde die für den Stoffwechsel so immens wichtige Einheit des Bindegewebes 1953 durch den Wiener Arzt Prof. Alfred Pischinger. Er bezeichnet diese Funktionseinheit als Bindegewebsmatrix bzw. Grundsystem (Pischinger-Raum). Dieses Grundsystem ist die Basis der Regulation aller Körperfunktionen sowie Entstehungsfaktor mancher Krankheit aber auch der Selbstheilung. Zu ihm gehören das Bindegewebe, die Gewebsflüssigkeiten außerhalb der Zellen, Blutgefäße und vegetative Nervenfasern.

[136] Dies hängt vermutlich mit säuresensiblen Ionenkanälen (acid-sensing ion channels) zusammen, die durch einen pH-Wert unter 7 oder 6 aktiviert werden (vgl. Sluka, Winter, Wemmie 2009).

nach dem Einschnitt den pH-Wert im Gewebe augenblicklich erhöhen.

Beim blutigen Schröpfen kommt es vor allem darauf an, die
Dermis zu verletzen, deshalb reicht in der Regel eine
Einschnitttiefe von wenigen Millimetern. In dieser Haut-
schicht können sich fremde Stoffe offenbar sehr lange halten,
wie dies bei einer Tätowierung offensichtlich ist.[137]

Größere Moleküle, die nicht einfach ins Blut aufgenommen
werden können und normalerweise den langen Weg über
die Lymphbahnen und -knoten nehmen müssen, können mit
dem Blutigen Schröpfen einfach an Ort und Stelle entfernt
werden; damit kann das Lymphsystem entlastet werden.[138]
Bei neuralgischen Beschwerden der Wirbelsäule und der
Kreuzbeingegend, wie sie bei schwerer Grippe auftreten
können, kann eine Schröpfkopfbehandlung zum augenblick-
lichen Nachlassen der Beschwerden führen, da die subarach-
noidalen Räume in Verbindung zum segmentalen Lymph-

---

[137] Bei der Tätowierung werden Farbpigmente mit einer Nadel 1,5-
2 mm in die Haut gestochen. Diese Pigmente werden wohl von
Abwehrzellen des Immunsystems (Makrophagen) aufgenommen
und verbleiben auf diese Art und Weise für lange Zeit an Ort und
Stelle. Sterben diese Makrophagen, dann werden die freigesetzten
Pigmente wiederum von Makrophagen der Haut aufgenommen
(vgl. Baranska et al. 2018).
[138] Die Lymphbahnen der unteren und der oberen linken Körperhälfte vereinigen sich zu einem Hauptlymphstamm, dem Ductus
thoracicus, die der oberen rechten Körperhälfte zum Ductus
lymphaticus dexter; diese münden dann in den linken bzw. rechten
Venenwinkel der Schlüsselbeinvenen.

system stehen.[139] Dies mag auch eine Erklärung dafür sein, dass Rückenschmerzen und selbst Bandscheibenvorfälle durch Hidschaama oft positiv beeinflusst werden können; auch bei neuralgischen Beschwerden der Wirbelsäule und der Kreuzbeingegend führt die Schröpfkopfbehandlung zu augenblicklichem Nachlassen der Beschwerden.

Durch die Reizung der Haut, die durch den Unterdruck der Schröpfgläser und den Einschnitt erfolgen, wird auch eine Gefäßerweiterung bewirkt. Stickstoffmonoxid (NO) wird von Fibroblasten der Haut und von ortsständigen Makrophagen offenbar über längere Zeit gebildet. Viele physiologische und pathophysiologische Vorgänge im Körper werden von diesem gasförmigen Radikal, das frei durch das Gewebe diffundieren kann, beeinflusst.[140] Auch bei der Wundheilung und der Bekämpfung von bakteriellen Infektionen spielt es eine Rolle (vgl. Malone-Povolny, Maloney, Schoenfisch 2019). Die Bildung von entzündungsfördernden Zytokinen wird durch NO unterdrückt.

[139] Nach Bachmann (1952:47) erfolgt der Abfluss der spinalen Flüssigkeit über drei Wege: die Venen, die Scheiden gewisser Nerven und die Lympfgefäße, die von den Meningen abgehen. Er verweist dabei auf Arbeiten von G. Iwanow (Über den Zusammenhang vertebraler und spinaler submeningealer Räume mit dem Lymphsystem, Zeitschrift für die Gesamte Experimentelle Medizin 1927:569).
[140] NO führt zu einer Gefäßerweiterung, im peripheren Nervensystem hat es eine transmitterähnliche Funktion.

Die Wundheilung ist ein komplexer Vorgang, der in Phasen eingeteilt wird, und bei denen neben NO eine große Reihe von Wachstumsfaktoren und Zytokinen eine Rolle spielen.[141]

Oft wird einfach die Haut an der Stelle geschröpft, wo es weh tut. „Überall dort, wo Hyperämie und Anhäufung von zu vielem Körpermaterial sowie von Entzündung und Schmerz erregenden Krankheitsstoffen vorhanden sind, kommt die ableitende und ausleerende Wirkung des Schröpfens in Frage." (Aschner 1986:158)

---

[141] In der Exudationsphase wird zunächst die Wunde durch Thrombozyten und Fibrin verschlossen, Granulozyten und Makrophagen kümmern sich um die Zelltrümmer. Die Blutgerinnung (Hämostase) allein schon ist kompliziert, dabei wird eine primäre und eine sekundäre Hämostase unterschieden, eine ganze Kaskade von Gerinnungsfaktoren sind daran beteiligt (Fibrinogen und Fibrin, Prothrombin und Thrombin, Gewebethromboplastin, Kalzium-Ionen, Proakzelerin und Akzelerin, Prokonvertin, Antihämophiles Globulin A und B, Stuart-Prower-Faktor, Rosenthal-Faktor, Hagemann-Faktor, Fibrinoligase, Plättchenfaktor 3, von-Willebrand-Faktor). In der Proliferationsphase bilden Fibroblasten ein gefäßreiches Bindegewebe, und in der Epithelisierungsphase wird die Wunde schließlich von Oberflächenzellen (Keratinozyten) verschlossen und es bildet sich eine neue Basalmembran.
Bei der Wundheilung spielen unzählige Stoffe eine Rolle, z. B. der Wachstumsfaktor der Blutplättchen (PDGF), die Transformierenden Wachstumsfaktoren (TGF) -α und -β, der Epidermale Wachstumsfaktor (EGF), der Fibroblasten-Wachstumsfaktor (FGF), der Keratinozyten-Wachstumsfaktor (KGF), der Tumornekrosefaktor (TNF) -α, die Interleukine (IL) -1, -2, 4, -6, -7, -8, 10, die Interferone (IFN) -α, -β, -γ, Thromboxan A2, der Granulozyten-Makrophagen-stimulierende Faktor (GM-CSF), Insulinähnliche Wachstumsfaktoren (IGF), der Wachstumsfaktor des Bindegewebes (CTGF) und der Heparin-bindende EGF-ähnliche Wachstumsfaktor (HB-EGF).

Typische Entzündungszeichen sind Rötung (Rubor), Wärme (Calor), Schwellung (Tumor) und Schmerz (Dolor); auch dabei spielen verschiedene Entzündungsmediatoren eine Rolle, z. B. Interleukin-1, Prostaglandine, Bradykinin, Tumornekrosefaktor, Histamin, Substanz P und Serotonin.[142] Diese Stoffe sowie größere Moleküle wie Zelltrümmer oder auch Zellen des Immunsystems können mit dem Blut, das beim Schröpfen austritt, auf einzigartige Weise aus dem Gewebe herausgezogen werden. Bei einer Entzündung (z. B. Zellulitis, Furunkel) sind auch Bakterien und deren Toxine dabei (vgl. Ahmed et al. 2011) und möglicherweise Eiter (Leukozyten und durch Enzyme aufgelöstes Gewebe), bei einer Prellung mit Bluterguss Erythrozyten und deren Abbauprodukte.

---

[142] Interleukin-1 (Il-1) ermöglicht es z.b. Leukozyten, ins Gewebe einzuwandern, Serie-II-Prostaglandine (E2, I2) verstärken die Schmerzwahrnehmung ebenso wie Bradykinin, das auch die Permeabilität (Durchlässigkeit) der Gefäße erhöht. Zytokine wie der Tumornekrosefaktor (TNF) spielen eine Rolle, der u.a. Fieber auslösen kann. Die Entzündungsmediatoren werden u. a. von Zellen des Immunsystems (Granulozyten, Makrophagen, Mastzellen) gebildet, die in der Haut sind oder bei einer Entzündung einwandern können (chemotaktische Rekrutierung). Wir müssen uns bewusst sein, dass die Wirkung von Entzündungsmediatoren komplex ist, hier sind nur beispielhaft einzelne Wirkungen und auch nur wenige beteiligte Mediatoren angesprochen. Bekannt und wichtig sind sicher auch noch Histamin, das nicht nur von Mastzellen gebildet wird und einen Juckreiz und eine Nesselsucht (Urtikaria) verursachen kann. Die Substanz P bewirkt eine starke Erweiterung der Blutgefäße und erhöht deren Durchlässigkeit, auch erhöht es die Sensitivität der Schmerzneurone. Serotonin hat vielfältigen Wirkungen, z. B. löst es Schmerzen aus.

Bei Hautinfektionen gibt es sicher noch andere Wirkmechanismen. Das Bakterium Staphylococcus aureus bildet z. B. einen Fibrinwall, um sich geschützt vermehren zu können; dabei können sich ganze Eiterhöhlen bilden. Allein der Einsatz von Antibiotka ist dabei zur Behandlung oft nicht ausreichend. Beim Einschnitt in die Haut wird dieser Wall zerstört und das Immunsystem kann die Infektion besser bekämpfen.[143] Bei der Wundheilung werden übrigens auch antimikrobielle Peptide wie Cathelicidine, Defensine und Dermcidine gebildet (vgl. Barak, Treat, James 2005).

Segmentale Wirkungen

Die eigentliche Kunst besteht in der richtigen Auswahl der Stellen, an denen geschröpft wird, um Fernwirkungen zu erzielen.

Rückenmarksegmente sind funktionale Abschnitte des Rückenmarks, die mit einem Spinalnerv bestimmte Hautareale (Dermatome), Muskeln (Myotome) und Eingeweide (Enterotom) innervieren.[144] Die Haut steht auf diese Art und Weise indirekt mit der Muskulatur und den inneren Organen in Verbindung, deshalb können Beschwerden der

---

[143] Größere Eiterhöhlen sollten chirurgisch behandelt werden.

[144] Der Mensch besitzt 31 paarige Spinalnerven, 8 im Halsbereich (zervikal, C1-C8), 12 im Brustbereich (thorakal, Th1-Th12), 5 im Lendenbereich (lumbal, L1-L5), 5 im Kreuzbeinbereich (S1-S5) und einen im Steißbeinbereich (kokzygeal, Co1). Zwischen zwei Wirbeln tritt der Spinalnerv mit einer Vorder- und Hinterwurzel aus dem Wirbelkanal aus; zum Teil bilden die Spinalnerven Nervengeflechte (Plexi), dabei mischen sich Fasern verschiedener Rückenmarkssegmente.

inneren Organe und selbst tiefe muskuloskeletale Beschwerden über die Haut im Rahmen der über die Innervation vermittelten Möglichkeiten beeinflusst werden.[145]

Die Kontrollschrankentheorie (Gate control theory) zeigt, dass bei der Verschaltung im Rückenmark (zweites Neuron der Schmerzbahn) andere periphere Erregungen (z. B. Druck) Schmerzen hemmen können, auch absteigende Bahnen vom Gehirn können diese beeinflussen.

Die evidenzbasierten Headschen Zonen nach Freytag sind Hautareale, in denen bei Erkrankungen innerer Organe ein

---

[145] Die Hohlorgane haben Dehnungsrezeptoren, die von myelinisierten afferenten Nervenfasern gebildet werden und zusammen mit dem autonomen Nervensystem vor Ort die Magen-Darm-Bewegung (Peristaltik) kontrollieren. Die unmyelinisierten freien Nervenendigungen liegen verzweigt in der Nähe von Bindegewebe und glatten Muskelzellen und können ein unangenehmes Gefühl bei Blähungen bis zu starken Schmerzen (Kolik) vermitteln. Auch die Harnwege verfügen über solche Dehnungsrezeptoren, die auch Schmerzen übertragen können; eine Verlegung der Harnwege z. B. bei einer Nierenkolik kann ausgesprochen starke Schmerzen verursachen. Empfindungen der inneren Organe (viszerale Sensibilität) lassen sich nicht so einfach lokalisieren wie auf der Haut. Auch Gefäße verfügen über Dehnungsrezeptoren zur Herz-Kreislauf-Regulation, z. B. der Aortenbogen oder der Karotissinus, und auch die Vorhöfe des Herzens. Dehnungsrezeptoren in der Luftröhre und in den Bronchien sind an der Regulation der Atmung beteiligt.
Chemorezeptoren messen z. B. Veränderungen des Sauerstoff- und Kohlendioxids (sekundäre Sinneszellen) und andere Milieuveränderungen, im Darm gibt es auch Glukoserezeptoren. An Schutzreflexen wie dem Husten-, Würge- und Niesreflex verbunden mit Irritationsempfindungen sind Chemorezeptoren in der Schleimhaut beteiligt. Diese können nicht nur durch inhalative Noxen, sondern auch durch Entzündungmediatoren erregt werden.

gesteigertes Schmerzempfinden der Haut (Hyperalgesie) beobachtet wird. In der Medizin können diese Zusammenhänge auch für die Therapie benutzt werden, z. B. mit der Schröpfkopfbehandlung. „Für die Wirkungsweise des Schröpfens sind vor allem die kutiviszeralen und viszerokutanen reflektorischen Verbindungen zwischen Haut, Bindegewebe, Knochen-Sehnen-Strukturen und viszeralen Organen von Bedeutung. Schröpfen kann so, ähnlich der Bindegewebsmassage, direkt auf die von Head und Mackenzie beschriebenen Zonen der Haut und Bindegewebe einwirken und über die entsprechenden Efferenzen direkte Effekte auf die Nozizeption, die Lymphzirkulation, die Gewebeperfusion und die vegetative vasomotorische Funktion erzeugen." (Kraft, Stange 2010;453)[146] Tonsillen, Herz-Kreislauf, Lungen, Magen-Darm, Leber, Pankreas, Nieren und die Genitalorgane u. a. können auf diese Art und Weise indirekt behandelt werden.

Ebenfalls über das Rückenmark tritt beim Schröpfen reflexartig eine Entspannung der Muskeln in der Umgebung ein.

Auch die Durchblutung wird reguliert. Zirkulationsanomalien (vasomotorische Störungen) können sich in einer Verengung („Kapillarspasmen") und Erweiterung kapillärer Gebiete äußern. „Bei Vasoneurotikern und Hypertonikern (essentielle Hypertonie) treten ausgesprochen pathologische Erweiterungen oder sonstige Veränderungen der feinsten

---

[146] Dieses Zitat bezieht sich auf das Blutige und das Trockene Schröpfen gleichermaßen.

Hautgefäße gegenüber dem Gesunden auf, abwechselnd mit normaler Strömung. Analoge Kapillarstörungen bestehen auch in den inneren Organen und erklären die Zusammenhänge bei mangelnder Hautdurchblutung, die häufig mit Obstipationen, Magenbeschwerden, Dysmenorrhoen usw. als Zeichen spastischer Zustände der glatten Muskulatur verbunden ist." (Bachmann 1952:38)

Erinnern wir uns daran, dass die Haut und das Unterhautgewebe manchmal in Form von heißen Gelosen verändert ist, und dies Störungen der inneren Organe verursachen kann.

„Zusammenfassend kann gesagt werden, daß rückwirkend von den peripheren erkrankten Teilen auf die inneren Organe ein störender Einfluß ausgeübt wird und daß bei besonderer Beanspruchung und bestimmten Reizen diese Verbindung eigenartig schnell reagiert, da der Körper auf diese Korrelation eingestellt ist." (Bachmann 1952:41)

Allgemeine Wirkungen

Nach dem Blutigen Schröpfen schlafen auch Gesunde besser (vgl. Cikar et al. 2015) und die Herzrhythmusvariabilität steigt an (Arslan et al. 2014), deshalb kann man von einer Wirkung auf das vegetative Nervensystem ausgehen. Der Parasympathikus wird offenbar gestärkt, was zu einer Entspannung und guten Anpassungsfähigkeit führt.[147]

---

[147] Der Parasympathikus, umgangssprachlich auch als 'Ruhenerv' bezeichnet, ist Teil des vegetativen Nervensystems. Organe werden unwillkürlich so gesteuert, dass sie sich erholen und Energiereserven gebildet werden können. Dabei fungieren an den Synapsen Acetylcholin als Neurotransmitter und Stickstoff-

Mit dem Blut werden dem Körper unterschiedliche Stoffe entnommen ('Blutreinigung'), gezeigt wurde dies z. B. für Triglyzeride und Cholesterin, Ferritin, Harnstoff und Harnsäure.[148] Auch Entzündungsmediatoren können aus dem Blut entfernt werden, dies wurde für die Interleukine IL-6 und IL-10 und für TNF-α nachgewiesen, außerdem für IgE, Autoantikörper, Immunkomplexe, das C-reaktive Protein, lösliche IL-2-Rezeptoren, Prostaglandin E-2 u. a. Andererseits erhöhten sich die Serumspiegel der antioxidativen Enzyme Glutathionperoxidase (GPX) und Glutathionreduktase (GR) (vgl. Al-Tawarah 2022).

Diese Wirkungen mögen vergleichbar sein mit einer Blutabnahme aus der Vene beim Aderlass oder der Blutspende, bei der allerdings in der Regel mehr Blut entnommen wird als beim Blutigen Schröpfen.[149] Die Wirkung von Hidschaama ist umfassender, da lokale und segmentale Wirkungen hinzukommen.

---

monoxid (NO) sowie das vasoaktive intestinale Peptid (VIP) als Kotransmitter.

[148] Untersuchungen zeigen auch, dass der Cholesterinspiegel gesenkt wird: "A substantial decrease in LDL cholesterol ($p < 0.0001$) and in the LDL/HDL ratio ($p < 0.0001$) was found in the treated group compared to the control. [...] Wet cupping may be an effective method of reducing LDL cholesterol in men and consequently may have a preventive effect against atherosclerosis." (Niasari, Kosari, Ahmadi 2007)

[149] Nach einer Blutspende bekommen manche Menschen Kreislaufprobleme, fühlen sich müde und sind einige Zeit lang nicht mehr so leistungsfähig. Wie schon angesprochen hat der Aderlass im Islam keine Tradition. Nach dem Blutigen Schröpfen fühlt man sich in der Regel erleichtert.

Wir müssen uns im Klaren sein, dass beim Schröpfen nicht nur schädliche Stoffe dem Körper entzogen werden, sondern auch wertvolle, die der Körper benötigt; deswegen wird man auch nicht zu oft blutig schröpfen. Natürlich gehen auch rote Blutkörperchen (Erythrozyten) verloren, dies kann bei einem erhöhten Hämatokritwert ('dickflüssigem Blut') durchaus auch positive Auswirkungen haben. Abele (2013:125) erklärt damit z. B. die positive Wirkung aufs Gehirn: "Jede ausgiebige Schröpfung senkt den Hämatokrit des Blutes. Eine Senkung des Hämatokrits um nur 6 % fördert aber die Hirndurchblutung um 50 %." Die Wirkung auf das Denkvermögen und das Gedächtnis wie im Hadis oben beschrieben ist also durchaus verständlich.

Der traditionelle arabische Schröpfer spricht von *schlechtem* oder *krankhaftem* Blut, das beim Schröpfen entzogen wird, darauf werde ich von Patienten auch oft angesprochen. Meistens antworte ich etwas ausweichend und weise vor allem auf den Prozess der Blutgerinnung hin; denn der größte Teil des Blutes bei einem Einschnitt ist wahrscheinlich normales Blut. Ganz falsch liegen diese Annahmen trotzdem nicht, worauf Bachmann (1952:16) hinweist: „Die beliebtesten Stellen für die Schröpfkopfapplikation decken sich mit den Prädilektionsstellen eines physiologischermaßen trägen Kreislaufes, die der Wiener Internist *Eppinger* '*Blutdepots*' nannte. Eppinger wies durch Injektion von Farbstoffen in solche Blutdepots nach, dass noch nach Jahren vereinzelt rote Blutkörperchen dortselbst gefunden werden können. Man dachte sich die Wirkung regelmäßiger Schröpfung als eine Art *Bluterneuerung*."

Beim Schröpfen erfolgt eine Filtration des Blutes (Taibah-Theorie), zumal in der Regel dem blutigen Schröpfen das trockene Schröpfen vorausgeht.[150] Durch den Unterdruck wird Flüssigkeit mit anderen kleinen Stoffen durch die Poren der Haargefäße (Kapillaren) gezogen und bildet eine Art Ödem, das nach dem Einschneiden mit entfernt wird.

Schmerzfördernde Stoffe wie die Substanz P werden durch das Blutige Schröpfen in ihrer Serumkonzentration (peripher und lokal) vermindert, dies konnte bei der Behandlung von Patienten mit postherpetischer Neuralgie gezeigt werden (Tian et al. 2013).[151]

Die Entgiftung beim Schröpfen kann deutlich besser sein als bei einer Blutabnahme. Der Gehalt an Schwermetallen z. B. von Quecksilber im geschröpften Blut ist bis zu neun Mal höher als im Blut, das aus der Vene entnommen wird (Gok et al. 2015), vermutlich weil mit dem Blut auch Stoffe aus dem Gewebe entfernt werden.

---

[150] In seiner nach Taibah [andere Bezeichnung für die Stadt Medina] in Saudi-Arabien genannten Theorie vergleicht El Sayed (2013:3) die Filtration beim Schröpfen mit der Niere bei der Primärharnbildung, wobei der Druck in der Haut deutlich höher ist und dabei nicht nur hydrophile sondern auch hydrophobe Stoffe ausgeschieden werden können.

[151] Die Substanz P (wie *pain* bzw. ursprünglich *powder*) spielt bei der Schmerzübertragung (z. B. Steigerung der Sensitivität der Schmerzneurone im Rückenmark) und Entzündungsprozessen (Erweiterung der Blutgefäße und Erhöhung ihrer Durchlässigkeit) eine Rolle.

Das Immunsystem (Neural-Endocrine-Immune Worknet) wird durch das Blutige Schröpfen aktiviert, vermutlich über die Freisetzung von Zytokinen (vgl. Guo et al. 2017).

Die Wahrnehmung von Schmerzen ist komplex, es werden nicht einfach Schmerzrezeptoren erregt und folglich Schmerz wahrgenommen. Die Verschaltung im Rückenmark (Gate control theory) haben wir schon kennengelernt, auch Stress kann dazu führen, dass Schmerzen weniger oder gar nicht wahrgenommen werden (Stressanalgesie). Absteigende Bahnen können das zweite Neuron der Schmerzbahn im Rückenmark modulieren, damit wird die Wirkung von Auto- und Fremdsuggestion (Hypnose) und eines Scheinmedikaments (Placebo-Effekt) erklärt.[152]

Über einen neuronalen Regelkreis können zugeführte Schmerzen auch andere, entfernt gelegene Schmerzen hemmen; die Schaltstelle dafür liegt im Hirnstamm in der Medulla oblongata, das Konzept wird als *Diffuse noxious inhibitory controls* (DNIC) bezeichnet.[153] Auch die Verschal-

---

[152] Die Schmerzwahrnehmung wird auch durch Erfahrungen beeinflusst, das Schmerzgedächtnis kann sogar dazu führen, dass Schmerzen wahrgenommen werden, obwohl deren Auslöser nicht mehr vorhanden ist.

[153] Ein intensiver Schmerzreiz hemmt über eine zentrale Schaltstelle in der Medulla oblongata reflexartig *Wide dynamic range (WDR) -Neurone* im Hinterhorn des Rückenmarks und im trigeminalen System (spinobulbospinale Schleife). Diese WDR-Neurone als zweite Neurone der Sinnesempfindung sind, wie wir gesehen haben, multirezeptiv; sie erhalten neben Schmerzinformationen auch Signale von Mechano- und Thermorezeptoren, von Muskeln und Gelenken und den Eingeweiden (vgl. Sprenger et al. 2010).

tung der Haut mit den inneren Organen und der Muskulatur erfolgt z. T. über die WDR-Neurone.

Bei der Akupunktur konnte gezeigt werden, dass im zentralen Nervensystem körpereigene Opioide (Enkephaline, β-Endorphin, Endomorphine und Dynorphine) freigesetzt und somit Schmerzen gelindert werden können (vgl. Han 2004); möglicherweise wirkt die beim Schröpfen beobachtete Abnahme von Schmerzen auf eine ähnliche Art und Weise.

Beim blutigen Schröpfen der Nackenzone [*Al-Akhda'ayn* (الأَخْدَعَيْن)] kann man eine außerordentliche Wirkung nicht nur auf den Kopf, sondern den ganzen Körper beobachten. Abele (2003:84): „Diese Zone repräsentiert eine Zwischenschaltstation unterschiedlichster Regulationssysteme, welche Bezug zum Kopf aufweisen. Es sind dies vorzüglich die Regelsysteme für Galle, Niere, Drei-Erwärmer und Harn-

---

In der Veröffentlichung wird vermutet, dass das Schmerz-kontra-Schmerz-Prinzip bei verschiedenen Therapien zum Tragen kommt, z. B. bei der Anwendung von Glüheisen und der Akupunktur. Sprenger et al. (2010:572): „Ein weiteres Beispiel stellt die sog. 'Gegenirritation' dar. Im Rahmen humoral-pathologischer Vorstellungen findet über Jahrhunderte die Applikation von reizenden, brennenden oder wund machenden Salben und Pflastern an vom eigentlichen Leiden entfernt gelegenen Stellen zur Beschwerdelinderung statt. Die vielfach beschriebenen subjektiven Verbesserungen könnten dabei teilweise auf dem DNIC-Mechanismus beruhen. Dabei muss allerdings berücksichtigt werden, dass Gegenirritation ein komplexes Phänomen ist, das sowohl die Modulation nozizeptiver als auch entzündlicher Prozesse umfasst und deshalb wahrscheinlich nicht allein durch DNIC erklärt werden kann." Das Schröpfen wird dabei nicht explizit genannt, kann allerdings vermutlich zwanglos ergänzt werden.

blase. Daher muss, wenn diese Zone auftritt, in diesen Regelkreisen entsprechend nach Störungen gesucht werden. Die Nackenzone kann man somit auch als Organnebenzone auffassen." Die von Abele gewählten Bezugssysteme stammen aus der Traditionellen Chinesischen Medizin, auffällig und außergewöhnlich ist allerdings, dass es im Bereich des Nackens keine Akupunkturpunkte gibt.

Diese ausgesprochen vielfältigen Wirkungen können vermutlich auch mit dem uns vertrauten wissenschaftlichen System erklärt werden, und zwar mit dem angeborenen Mechanismus der Transportreaktion (Tragestarre, Tragereflex). Packt z. B. eine Katzenmutter ihr Junges am Nacken, fällt dieses in eine bewegungslose Haltung und kann so leicht an einen anderen Ort gebracht werden. Dabei handelt es sich nicht um einen Reflex, sondern um eine komplexe Reaktion mit einer typischen Körperhaltung, tiefer Entspannung, Ruhe und erhöhter Schmerztoleranz (vgl. Yoshida et al. 2013). Beim Menschen gibt es eine vergleichbare Reaktion, diese lässt sich z. B. dadurch auslösen, dass ein Baby auf den Arm genommen und herumgetragen wird (siehe Esposito et al. 2015), und vermutlich auch durch das Blutige Schröpfen am Nacken.

Besonderheiten für Muslime

Der Gesandte Allahs (s.a.s.) sagte: "Wer Hidschaama am 17., 19. oder 21. Tag (des Hidschra-Kalenders) praktiziert, wird von jeglicher Art von Krankheit geheilt." [154]

حَدَّثَنَا أَبُو تَوْبَةَ الرَّبِيعُ بْنُ نَافِعٍ، حَدَّثَنَا سَعِيدُ بْنُ عَبْدِ الرَّحْمَنِ الْجُمَحِيُّ، عَنْ سُهَيْلٍ، عَنْ أَبِيهِ، عَنْ أَبِي هُرَيْرَةَ، قَالَ قَالَ رَسُولُ اللَّهِ صلى الله عليه وسلم " مَنِ احْتَجَمَ لِسَبْعَ عَشْرَةَ وَتِسْعَ عَشْرَةَ وَإِحْدَى وَعِشْرِينَ كَانَ شِفَاءً مِنْ كُلِّ دَاءٍ " .

The Prophet (s.a.s.) said: If anyone has himself cupped on the 17th, 19th and 21st it will be a remedy for every disease.

Der islamische Monat ist ein Mondmonat, der mit Sichtung des neuen Mondes beginnt und 29 oder 30 Tage hat.[155] Beim 17., 19. und 21. Tag des Monats handelt es sich von daher um ungerade Tage nach dem Vollmond. Ungerade Tage werden im Islam gerne gewählt, als Muslime halten wir uns nach Möglichkeit an diese Empfehlung.[156] Dass die Mondphase den Menschen beeinflussen kann, ist bekannt, wie stark dieser Effekt ist und wie er zustande kommt, ist unklar. In einer Studie von Benli, Sunai (2017) mit Migränepatienten konnte gezeigt werden, dass Hidschaama in der zweiten Monatshälfte zu besseren Ergebnissen führt.

---

[154] Sunan Abī Dāwūd (3861), überliefert von Abū Huraira, von Al-Albani als *ḥasan* (schön, gut) eingestuft. In der Hadissammlung wird auch überliefert, dass der Prophet (s.a.s.) sagte: Der Ausdruck 'von jedwedem Leiden' bezieht sich auf alle blutbezogenen Krankheiten.

[155] Der Umlauf des Mondes um die Erde beträgt 29,5 Tage.

[156] Z.B. *"There are ninety-nine names of Allah; he who commits them to memory would get into Paradise. Verily, Allah is Odd (He is one, and it is an odd number) and He loves odd number. And in the narration of Ibn 'Umar (the words are): "He who enumerated them."* (Ṣaḥīḥ Muslim 2677a)

Die Überlieferungen zu Hidschaama an den einzelnen Wochentagen sind widersprüchlich, die mir bekannt sind werden alle als *ḍa 'īf* (schwach) eingestuft; auch die Begründungen sind nicht wirklich einleuchtend.[157] Beachtet man alle Hadise, bleiben der Montag und der Donnerstag als geeignete Tage, die auch sonst von besonderer Bedeutung sind. Da die empfohlenen Tage (17., 19. und 21. des islamischen Monats) auf unterschiedliche Wochentage fallen können und im Krankheitsfall (bei akuten Beschwerden) natürlich an jedem Tag behandelt wird, ist nach meiner Einschätzung der Wochentag für das Schröpfen von untergeordneter Bedeutung.

Manche Muslime sprechen heutzutage von einem „Goldenen Tag" für Al-Hidschaama, wenn der 17. des islamischen Monats auf einen Dienstag fällt. Dazu gibt es eine ebenfalls nur als *ḍa 'īf* eingestufte Überlieferung im Mischkat al-Masabih (4574, 4575), dass mit dem Blutigen Schröpfen an diesem Tag die Krankheit eines ganzen Jahres geheilt werden kann (was immer damit gemeint sein mag).[158]

---

[157] *"Ibn 'Umar said: [...] whoever wants to be cupped, (let him do it) on a Thursday, in the Name of Allah. Avoid cupping on Fridays, Saturdays and Sundays. Have yourselves cupped on Mondays and Tuesdays, and avoid cupping on Wednesdays, for that is the day on which the calamity befell Ayyub, and leprosy and leucoderma only appear on Wednesday or the night of Wednesday."* (Ibn Madscha 3488, von Darussalam als *ḍa 'īf* eingestuft)

In der Hadissammlung Sunan Abī Dāwūd finden wir folgendes Hadis (3862), das von Al-Albani als *ḍa 'īf* eingestuft wird: *She (Kayyisah daughter of AbuBakrah) said that her father used to forbid his family to have themselves cupped on a Tuesday, and used to assert on the authority of the Messenger of Allah (s.a.s.) that Tuesday is the day of blood in which there is an hour when it does not stop.*

[158] Ma'qil b. Yasar reported God's messenger as saying:

Wie alle Handlungen sollte Hidschaama mit Bismillah (im Namen Gottes) begonnen werden.[159]

Auch wenn man fastet, kann man sich schröpfen lassen. Der Prophet (s.a.s.) ließ Hidschaama machen, während er fastete;[160] nur Schwäche sollte durch das Schröpfen nicht verursacht werden.[161] Wie diese Hadise zeigen spricht wenig dagegen, sich während des Fastens schröpfen zu lassen.

Da es möglicherweise eine Zeit gab (und eine entsprechende Überlieferung), in der dem Fastenden das Blutige Schröpfen untersagt war, empfehle ich im Zweifelsfall, sich an den Vorgaben der Rechtsschule zu orientieren.[162]

"Cupping on Tuesday the 17th of the month is a cure for a year's illness." Harb b. Isma'il al-Kirmani, Ahmad's companion, transmitted it, but his isnad is worthless. Thus it is stated in al-Muntaqa. Razin transmitted something to the same effect on the authority of Abu Huraira. وَعَنْ مَعْقِلِ بْنِ يَسَارٍ قَالَ: قَالَ رَسُولُ اللهِ صَلَّى اللهُ عَلَيْهِ وَسَلَّمَ: «الْحِجَامَةُ يَوْمَ الثَّلَاثَاءِ لِسَبْعَ عَشْرَةَ مِنَ الشَّهْرِ دَوَاءٌ لِدَاءِ السَّنَةِ» . رَوَاهُ حَرْبُ بْنُ إِسْمَاعِيلَ الْكِرْمَانِيُّ صَاحِبُ أَحْمَدَ وَلَيْسَ إِسْنَادُهُ بِذَاكَ هَكَذَا فِي الْمُنْتَقَى

[159] „...in the Name of Allah. ...“ (Ibn Madscha 3488)

[160] *The Prophet (s.a.s.) was cupped while he was fasting.* حَدَّثَنَا أَبُو مَعْمَرٍ، حَدَّثَنَا عَبْدُ الْوَارِثِ، حَدَّثَنَا أَيُّوبُ، عَنْ عِكْرِمَةَ، عَنِ ابْنِ عَبَّاسٍ، قَالَ احْتَجَمَ النَّبِيُّ صلى الله عليه وسلم وَهُوَ صَائِمٌ.
Überliefert von Ibn Abbas im Ṣaḥīḥ al-Buchārī 5694

[161] *Anas bin Malik was asked whether they disliked the cupping for a fasting person. He replied in the negative and said, "Only if it causes weakness."* (Ṣaḥīḥ al-Buchārī 1940)
حَدَّثَنَا آدَمُ بْنُ أَبِي إِيَاسٍ، حَدَّثَنَا شُعْبَةُ، قَالَ سَمِعْتُ ثَابِتًا الْبُنَانِيَّ، يَسْأَلُ أَنَسَ بْنَ مَالِكٍ ـ رضى الله عنه ـ أَكُنْتُمْ تَكْرَهُونَ الْحِجَامَةَ لِلصَّائِمِ قَالَ لاَ. إِلاَّ مِنْ أَجْلِ الضَّعْفِ. وَزَادَ شَبَابَةُ حَدَّثَنَا شُعْبَةُ عَلَى عَهْدِ النَّبِيِّ صلى الله عليه وسلم.

[162] Nach meinem Wissen vertreten nur Gelehrte der Hanbalitischen Rechtsschule die Meinung, dass Hidschaama das Fasten breche. Die Überlieferung lautet wie folgt: *Anas (raa) narrated, 'The first time cupping was disliked for the one who is fasting was when Ja'far bin Abi Talib had himself cupped while fasting and the Messenger of Allah*

Bemerkenswert ist, dass selbst im Weihezustand während der Pilgerfahrt (Ihram) das Schröpfen erlaubt ist.[163] In diesem Zustand darf man nicht einmal eine Mücke töten oder sich ein Haar ausreißen.

Wie wir gesehen haben, können viele Krankheiten durch das blutige Schröpfen behandelt werden, deshalb empfehlen Muslime gerne Hidschaama und lassen es durchführen und folgen damit der Sunna.[164]

(p.b.u.h.) came across him and said, "Those two have broken their fast (meaning Ja'far and the man who was cupping him.)" But later on the Prophet allowed cupping for the one who is fasting. Anas used to have himself cupped while he was fasting. Related by Ad-Daraqutni, who regarded it as a strong hadith [Bulug al-Maram Book 5, Hadith 18 (bzw. 688/665)].

[163] *The Prophet (s.a.s.) was cupped on his head for an ailment he was suffering from while he was in a state of Ihram at a water place called Lahl Jamal. Ibn `Abbas further said: Allah's Apostle was cupped on his head for unilateral headache while he was in a state of Ihram.*

حَدَّثَنِي مُحَمَّدُ بْنُ بَشَّارٍ، حَدَّثَنَا ابْنُ أَبِي عَدِيٍّ، عَنْ هِشَامٍ، عَنْ عِكْرِمَةَ، عَنِ ابْنِ عَبَّاسٍ، احْتَجَمَ النَّبِيُّ صلى الله عليه وسلم فِي رَأْسِهِ وَهُوَ مُحْرِمٌ مِنْ وَجَعٍ كَانَ بِهِ بِمَاءٍ يُقَالُ لَهُ لَحْىُ جَمَلٍ. وَقَالَ مُحَمَّدُ بْنُ سَوَاءٍ أَخْبَرَنَا هِشَامٌ، عَنْ عِكْرِمَةَ، عَنِ ابْنِ عَبَّاسٍ، أَنَّ رَسُولَ اللَّهِ صلى الله عليه وسلم احْتَجَمَ وَهُوَ مُحْرِمٌ فِي رَأْسِهِ مِنْ شَقِيقَةٍ كَانَتْ بِهِ.

Überliefert von Ibn Abbas im Ṣaḥīḥ al-Buchārī (5700, 5701)

[164] *Jabir reported that he visited Muqanna' and then said: I will not go away unless you get yourself cupped, for I heard Allah's Messenger (s.a.s.) say: It is a remedy.*

حَدَّثَنَا هَارُونُ بْنُ مَعْرُوفٍ، وَأَبُو الطَّاهِرِ، قَالاَ حَدَّثَنَا ابْنُ وَهْبٍ، أَخْبَرَنِي عَمْرٌو، أَنَّ بُكَيْرًا، حَدَّثَهُ أَنَّ عَاصِمَ بْنَ عُمَرَ بْنِ قَتَادَةَ حَدَّثَهُ أَنَّ جَابِرَ بْنَ عَبْدِ اللَّهِ عَادَ الْمُقَنَّعَ ثُمَّ قَالَ لاَ أَبْرَحُ حَتَّى تَحْتَجِمَ فَإِنِّي سَمِعْتُ رَسُولَ اللَّهِ صلى الله عليه وسلم يَقُولُ " إِنَّ فِيهِ شِفَاءً " . (Ṣaḥīḥ Muslim 2205)

Neuerungen

In allen Fällen, die uns überliefert sind, bei denen sich der Prophet hat schröpfen lassen, hatte er gesundheitliche Probleme. Yıldırım (2020:120) hat dies sorgfältig recherchiert: „Dass man eine Person mit keinerlei Beschwerden allein deswegen schröpft, weil es Sunna ist, erweist sich in diesem Zusammenhang als eine Angelegenheit, die noch einmal gründlich durchdacht werden sollte."
Um das Gedächtnis zu verbessern, wurde allerdings Hidschaama empfohlen. Untersuchungen an Gesunden zeigen auch, dass mit Hidschaama Risikofaktoren gesenkt werden können und die Durchführung als Vorbeugung vor einer Erkrankung empfohlen werden kann.[165]

Empfehlungen, sich beispielsweise im Frühling schröpfen zu lassen, hängen mit den Vorstellungen der Humoralpathologie (Vier-Säfte-Lehre) zusammen, die ausgehend vom alten griechichen und römischen Krankheitsverständnis in vielen

---

[165] Die Serumwerte von Cholesterin, LDL, Kreatinin und Harnsäure können gesenkt werden. „These data suggest that blood cupping is a technique might be associated with decreased risk of cardiovascular disease, obesity and enhanced and improved kidney function test." (Alshowafi 2010:311)
Außerdem werden die Serumspiegel von Entzündungsmediatoren wie IL-6, IL-10 und TFN-α gesenkt und die von Antioxidantien erhöht. „Therefore, this traditional application might be a prophylactic treatment for various ROS [reactive oxygen species]-induced pathologies such as tumors, cardiovascular and neurogenerative disorders." (Al-Tawarah 2022:1029).

Ländern der islamischen Welt verbreitet waren.[166] „Gemäß
diesem System beeinflussen auch die Jahreszeiten und das
Klima die Zunahme dieser im Körper befindlichen Flüssig-
keiten. Und zwar nehme das Blut im Frühling (heiß, feucht)
zu, der Schleim im Winter (kalt, feucht), die gelbe Galle im
Sommer (heiß, trocken) und die schwarze Galle im Herbst
(kalt, trocken). In diesem Rahmen geht man davon aus, dass
Krankheiten gemäß den Jahreszeiten jeweils zu- und abnehmen." (Yıldırım 2020:38f) [167]

[166] „Cupping must be performed every year in the spring season,
namely in April and May (In Syria and other countries around it)."
(Sheikho o.J:27)
[167] „Synonym zum Begriff ‚arabisch-islamische Medizin' wird oft
auch *Unani Tibb*, beziehungsweise Unani-Medizin gesagt. Das
Wort Unani ist ein über das Englische vermitteltes arabisches Wort,
das vom Wort der griechischen Landschaft Ionien abstammt; al-
Tibb, aus dem Arabischen, bedeutet Medizin. Unani Tibb bezeichnet ein medizinisches System, das heute in den südasiatischen
Ländern wie Indien, Pakistan und Bangladesch existiert. Dessen
Herkunft liegt in der alten griechischen, arabischen und persischen
Medizin. Unani Tibb ist ein Humoral-Medizinsystem, welches
Ursachen, Erklärungen und Behandlungen aufgrund des Gleich-
gewichts beziehungsweise Ungleichgewichts der vier Säfte (*humo-
res*) im Körper angeht: Blut (*khun*), Schleim (*bulghum*), gelbe Galle
(*safra*) und schwarze Galle (*sawda*), die mit vier grundlegenden
Qualitäten verknüpft sind: Wärme (*garmi*), Kälte (*sardi*), Feuchtig-
keit (*rutubaat*) und Trockenheit (*yabis*) (s. Sheehan und Hussain
2002:123). Die Dominanz eines dieser Säfte schreibt der Person das
eigene individuelle Temperament (*mizaj*) zu: So spricht man von
Sanguinikern (*damwi*), Phlegmatikern (*bulghumi*), Cholerikern
(*safrawi*) und Melancholikern (*sawdawi*). (Bürgel 1976:44) [...]
Dieses medizinische System erstreckte sich mit der Zeit über den

Ernährungsempfehlungen vor und nach Hidschaama stammen vermutlich auch aus diesem humoralpathologischen System. Z. B. wird empfohlen, ein Tag vor und bis zwei Tage nach dem Blutigen Schröpfen auf tierische Produkte zu verzichten: „24 saat öncesinden hayvansal gıda alınmaz." „Hacamat'tan sonra 48 saat hayvansal gıda perhizine devam edilir." (Gök 2012:110)

Aus der Sunna kenne ich keine solchen Empfehlungen und befürworte diese deshalb auch nicht, zumal mir keine Begründung dafür einfällt.[168] Es soll nur nicht mit vollem Magen geschröpft werden.

Während Hidschaama gemacht wird kann dabei auch aus dem Qur'an rezitiert werden; nach meinem Wissen gehört dies nicht zur Sunna.[169] Die Sure *Al-Fātiḥa* kann heilsam sein sowie die beiden Schutzsuren; ich persönlich empfehle und lese auch gerne den Thronvers (*āyat al-kursī*, Sure 2, 255) und die schönsten Namen [Gottes] (*al ʾasmā ʾulḥusnā*).[170] Heil-

Nahen Osten, die Türkei und andere größere islamische Zentren." (Dlawr 2008:64)

[168] Eine absurd klingende Begründung finden wir bei Jabin und Mohammed (2023:31):"Hakim Ali Geelani zufolge 'sollte der Verzehr von Eiern vor und nach der *Hijamah* vermieden werden. Es hat sich gezeigt, dass der Verzehr von Eiern schädlich ist. Der Verzehr von Eiern führt zu einer Gesichtslähmung.'"

[169] „Wir senden vom Koran herab, was Heilung (*šifāʾ*) und Barmherzigkeit (*raḥma*) ist für die Gläubigen". (Sure 17:82)

[170] Eine heilende Wirkung der Sure Al-Fātiḥa kommt in folgendem Hadis zum Ausdruck: "*We landed at a place where a woman came to us and said: A scorpion has bitten the chief of the tribe. Is there any incantator amongst you? A person amongst us stood up (and went with her). We had no idea that he had been a good incantator but he practiced incantation with the help of Sura al-Fatiha and the (the chief) was all right.*"

117

rezitationen, Bittgebete und Beschwörungsformeln zur Krankenheilung nennt man *Ruqya*.

Sax (2020) hat verschiedene Therapeuten, die das Schröpfen durchführen, nach der Beziehung zwischen Hidschaama und *Ruqya* gefragt und wurde offenbar von allen auf folgendes Hadis hingewiesen: „Satan runs in the blood of humans" (Ṣaḥīḥ al-Buchārī 6219)."[171]

They gave him a flock of sheep and served us milk. We said (to him): Are you a good incantator. Thereupon he said: I did not do it but by the help of Sura al-Fatiha. He said: Do not drive (these goats) until we go to Allah's Messenger (s.a.s.) and find out (whether it is permissible to accept (this reward of incantation). So we came to Allah's Apostle (s.a.s.) and made a mention of that to him, whereupon he said: How did you come to know that this (Sura al-Fatiha) could be used as an incantation? So distribute them (amongst those who had been present there with him) and allocate a share of mine also."

وَحَدَّثَنَا أَبُو بَكْرِ بْنُ أَبِي شَيْبَةَ، حَدَّثَنَا يَزِيدُ بْنُ هَارُونَ، أَخْبَرَنَا هِشَامُ بْنُ حَسَّانَ، عَنْ مُحَمَّدِ بْنِ سِيرِينَ، عَنْ أَخِيهِ، مَعْبَدِ بْنِ سِيرِينَ عَنْ أَبِي سَعِيدٍ الْخُدْرِيِّ، قَالَ نَزَلْنَا مَنْزِلاً فَأَتَتْنَا امْرَأَةٌ فَقَالَتْ إِنَّ سَيِّدَ الْحَيِّ سَلِيمٌ لُدِغَ فَهَلْ فِيكُمْ مِنْ رَاقٍ فَقَامَ مَعَهَا رَجُلٌ مِنَّا مَا كُنَّا نَظُنُّهُ يُحْسِنُ رُقْيَةً فَرَقَاهُ بِفَاتِحَةِ الْكِتَابِ فَبَرَأَ فَأَعْطَوْهُ غَنَمًا وَسَقَوْنَا لَبَنًا فَقُلْنَا أَكُنْتَ تُحْسِنُ رُقْيَةً فَقَالَ مَا رَقَيْتُهُ إِلاَّ بِفَاتِحَةِ الْكِتَابِ . قَالَ فَقُلْتُ لاَ تُحَرِّكُوهَا حَتَّى نَأْتِيَ النَّبِيَّ صلى الله عليه وسلم . فَأَتَيْنَا النَّبِيَّ صلى الله عليه وسلم فَذَكَرْنَا ذَلِكَ لَهُ . فَقَالَ " مَا كَانَ يُدْرِيهِ أَنَّهَا رُقْيَةٌ اقْسِمُوا وَاضْرِبُوا لِي بِسَهْمٍ مَعَكُمْ " .

Sahih Muslim 2201c, überliefert von Abu Sa'id al-Khudri

[171] Die gesamte Überlieferung lautet wie folgt: *The wife of the Prophet (﷽) went to Allah's Messenger (﷽) while he was in I`tikaf (staying in the mosque) during the last ten nights of the month of Ramadan. She spoke to him for an hour (a while) at night and then she got up to return home. The Prophet (﷽) got up to accompany her, and when they reached the gate of the mosque opposite the dwelling place of Um Salama, the wife of the Prophet, two Ansari men passed by, and greeting Allah's Messenger (﷽), they quickly went ahead. Allah's Messenger (﷽) said to them, "Do not be in a hurry. She is Safiya, the daughter of Huyai." They said, "Subhan Allah! O Allah's Messenger (﷽) (how dare we suspect you)." That was a great thing for both of them. The Prophet (﷽) then said, "Satan runs in*

Shaykh Ben-Halim (Ben Halima Abderraouf), der *Ruqya* praktiziert, vertritt die Vorstellung, dass mit dem Blut beim Schröpfen Dschinn leichter aus dem Körper gezogen werden können: „A *jinni* is like a ghost, so if you are fighting a ghost, if you punch him, or you stab him, or you shoot him, it won't do anything … . But when you do the cupping, by pricking out (some) drops of blood, you tear out the body of the *jinni*, and that affects him very very much. And, even in cupping centers – in cupping centers that do not do *ruqya*, just the cupping – they often have reactions by the people of the *jinn*, that are under cupping." (Zitiert nach Sax 2020)[172]

the body of Adam's son (i.e. man) as his blood circulates in it, and I was afraid that he (Satan) might insert an evil thought in your hearts."

[172] „Hijama practitioners say that people undergoing cupping often have the symptoms of jinn possession, and indeed this happened to me the first time I underwent the treatment: knowing that blood was drawn from my body, I responded with light sweating and some trembling, and the man administering the treatment said, 'See? This shows that the jinn have some influence on you'." (Sax 2020)

Beruf

Der Prophet (s.a.s.) ließ sich Schröpfen und entlohnte die durchführende Person dafür und nahm Sa'ut (Medizin über die Nase).[173]

حَدَّثَنَا مُعَلَّى بْنُ أَسَدٍ، حَدَّثَنَا وُهَيْبٌ، عَنِ ابْنِ طَاوُسٍ، عَنْ أَبِيهِ، عَنِ ابْنِ عَبَّاسٍ ـ رضى الله عنهما ـ عَنِ النَّبِيِّ صلى الله عليه وسلم احْتَجَمَ وَأَعْطَى الْحَجَّامَ أَجْرَهُ وَاسْتَعَطَ.

Es ist Sunna, sich Schröpfen zu lassen und dafür zu bezahlen. „Hier liegt die Zulässigkeit einer ärztlichen Behandlung und die Legitimation eines Arbeitslohns für den Arzt vor, dessen Beruf im Fiqh nicht zur Wissenschaft und Forschung, sondern zum Bereich des Handwerks (Sina`a) gehört." (Rassoul o. J: 280) Zur Zeit des Propheten war es ein Ausbildungsberuf wie Goldschmied oder Metzger, in dem man eine Art Lehre machte („Die Schröpfer durch die Ausbildung bei einem Meister lernten". Yıldırım 2020:152)[174]

---

[173] Dieses Hadis wird von Ibn Abbas überliefert und findet sich bei Ṣaḥīḥ al-Buchārī (5691).
Ebenfalls im Ṣaḥīḥ al-Buchārī (2281), überliefert von Anas bin Malik, steht folgendes Hadis: *The Prophet (s.a.s.) sent for a slave who had the profession of cupping, and he cupped him. The Prophet (s.a.s.) ordered that he be paid one or two Sas, or one or two Mudds of foodstuff, and appealed to his masters to reduce his taxes.*
حَدَّثَنَا آدَمُ، حَدَّثَنَا شُعْبَةُ، عَنْ حُمَيْدٍ الطَّوِيلِ، عَنْ أَنَسِ بْنِ مَالِكٍ ـ رضى الله عنه ـ قَالَ دَعَا النَّبِيُّ صلى الله عليه وسلم غُلاَمًا حَجَّامًا فَحَجَمَهُ، وَأَمَرَ لَهُ بِصَاعٍ أَوْ صَاعَيْنِ، أَوْ مُدٍّ أَوْ مُدَّيْنِ، وَكَلَّمَ فِيهِ فَخُفِّفَ مِنْ ضَرِيبَتِهِ.
[174] *[...] I heard the Messenger of Allah (s.a.s.) say: I gave a boy to my maternal aunt, and I hope that she will be blessed in respect of him. I said to her: Do not entrust him to a cupper, nor to a goldsmith, nor to a butcher.*
حَدَّثَنَا مُوسَى بْنُ إِسْمَاعِيلَ، حَدَّثَنَا حَمَّادُ بْنُ سَلَمَةَ، أَخْبَرَنَا مُحَمَّدُ بْنُ إِسْحَاقَ، عَنِ الْعَلاَءِ بْنِ عَبْدِ الرَّحْمَنِ، عَنْ أَبِي مَاجِدَةَ، قَالَ قَطَعْتُ مِنْ أُذُنِ غُلاَمٍ ـ أَوْ قُطِعَ مِنْ أُذُنِي ـ فَقَدِمَ عَلَيْنَا أَبُو بَكْرٍ حَاجًّا فَاجْتَمَعْنَا إِلَيْهِ فَرَفَعْنَا إِلَى عُمَرَ بْنِ الْخَطَّابِ فَقَالَ عُمَرُ إِنَّ هَذَا قَدْ بَلَغَ الْقِصَاصَ ادْعُوا لِي حَجَّامًا

Warum viele der Menschen, die zur Zeit des Propheten die Schröpftherapie lernten und ausübten, Sklaven waren, ist unklar. „Es ist denkbar, dass die Unfreien aus anderen Kulturkreisen in punkto *Hijâma* kundiger und erfahrener waren und deswegen in den Vordergrund traten." (Yıldırım 2020, 151)

Es soll nicht verschwiegen werden, dass es noch andere Hadise gibt, in denen die Bezahlung für Hidschaama als schlechter oder gar unzulässiger Verdienst bezeichnet wird. Der Hintergrund ist vermutlich, dass Blut rituell unrein (*nağis*) machen kann und als Greuel (*Ar-rijs*) (Sure 6,145) gilt, d. h. weder verzehrt noch verkauft werden darf (was beim Schröpfen natürlich nicht getan wird).[175]

لِيَقْتَصَّ مِنْهُ فَلَمَّا دُعِيَ الْحَجَّامُ قَالَ سَمِعْتُ رَسُولَ اللَّهِ صلى الله عليه وسلم يَقُولُ " إِنِّي وَهَبْتُ لِخَالَتِي غُلاَمًا وَأَنَا أَرْجُو أَنْ يُبَارَكَ لَهَا فِيهِ فَقُلْتُ لَهَا لاَ تُسَلِّمِيهِ حَجَّامًا وَلاَ صَائِغًا وَلاَ قَصَّابًا " . قَالَ أَبُو دَاوُدَ رَوَى عَبْدُ الأَعْلَى عَنِ ابْنِ إِسْحَاقَ قَالَ ابْنُ مَاجِدَةَ رَجُلٌ مِنْ بَنِي سَهْمٍ عَنْ عُمَرَ بْنِ الْخَطَّابِ .

Sunan Abi Dāwūd 3430, von Al-Albani als *da'if* eingestuft

[175] Z. B.: *Der Preis eines Hundes ist schlecht, der Verdienst einer Prostituierten ist schlecht, und der Verdienst eines Schröpfers ist schlecht.* ثَمَنُ الْكَلْبِ خَبِيثٌ وَمَهْرُ الْبَغِيِّ خَبِيثٌ وَكَسْبُ الْحَجَّامِ خَبِيثٌ oder *Der schlechteste Verdienst ist der Verdienst einer Prostituierten, der Preis eines Hundes oder der Verdienst eines Schröpfers.* شَرُّ الْكَسْبِ مَهْرُ الْبَغِيِّ وَثَمَنُ الْكَلْبِ وَكَسْبُ الْحَجَّامِ Beide Hadise wurden von Rafi b. Khadij überliefert und finden sich bei Ṣaḥīḥ Muslim (1568 a/b). Ein von Aun bin Abu Juhaifa überliefertes Hadis (Ṣaḥīḥ al-Buchārī 2238) lautet: *I saw my father buying a slave whose profession was cupping, and ordered that his instruments (of cupping) be broken. I asked him the reason for doing so. He replied, "Allah's Messenger (s.a.s.) prohibited taking money for blood, the price of a dog, and the earnings of a slave-girl by prostitution; he cursed her who tattoos and her who gets tattooed, the eater of Riba (usury), and the maker of pictures.* " حَدَّثَنَا حَجَّاجُ بْنُ مِنْهَالٍ، حَدَّثَنَا شُعْبَةُ، قَالَ أَخْبَرَنِي عَوْنُ بْنُ أَبِي جُحَيْفَةَ، قَالَ رَأَيْتُ أَبِي اشْتَرَى حَجَّامًا، فَسَأَلْتُهُ عَنْ ذَلِكَ، قَالَ إِنَّ رَسُولَ اللَّهِ صلى الله عليه وسلم نَهَى عَنْ ثَمَنِ الدَّمِ، وَثَمَنِ الْكَلْبِ، وَكَسْبِ الأَمَةِ، وَلَعَنَ الْوَاشِمَةَ وَالْمُسْتَوْشِمَةَ، وَآكِلَ الرِّبَا، وَمُوكِلَهُ، وَلَعَنَ الْمُصَوِّرَ.

121

Im Umfeld des Propheten Muhammad (s.a.s.) gab es wohl keine Frauen, die Hidschaama praktizierten. Der Prophet erlaubte seiner Frau Umm Salamah, sich von einem Mann Schröpfen zu lassen.[176]

In Deutschland dürfen nur Ärzte und Heilpraktiker blutig schröpfen, da es sich hierbei um einen medizinischen Eingriff und die Ausübung der Heilkunde handelt. Da Al-Hidschaama oft mit anderen Therapien kombiniert werden sollte (wie dies auch in dem oben angeführten Hadis zum Ausdruck kommt), ist die Schröpfbehandlung je nach Erkrankung ein mehr oder weniger wichtiger Teil in einem therapeutischen Gesamtkonzept. Deshalb ist es gut, wenn der Therapeut nicht nur schröpfen, sondern auch andere Therapien durchführen kann (z. B. manuelle Behandlungen und Arzneimittel verordnen).

Denkbar wäre auch ein einfacherer Ausbildungsberuf zum „Schröpfer"; die Behandlung wird dann auf Anweisung eines Arztes durchführt, wie dies in Deutschland bei der Physiotherapie oder der Ergotherapie der Fall ist. Dazu benötigt man natürlich den politischen Willen.

Geschulte Laien, die dieses Heilverfahren in Deutschland praktizieren, können bestraft werden. Abgesehen von der Rechtslage kann es für den Laienschröpfer problematisch

---

[176] *Umm Salamah asked the Messenger of Allah (s.a.s.) permission for getting herself cupped. He commanded Abu Tibah to cup her. The transmitter said: I think he was her foster-brother or a boy not yet of age.* (Sunan Abi Dāwūd 4105, ṣaḥīḥ nach Al-Albani)

حَدَّثَنَا قُتَيْبَةُ بْنُ سَعِيدٍ، وَابْنُ، مَوْهَبٍ قَالاَ حَدَّثَنَا اللَّيْثُ، عَنْ أَبِي الزُّبَيْرِ، عَنْ جَابِرٍ، أَنَّ أُمَّ سَلَمَةَ، اسْتَأْذَنَتْ رَسُولَ اللهِ صلى الله عليه وسلم فِي الْحِجَامَةِ فَأَمَرَ أَبَا طَيْبَةَ أَنْ يَحْجُمَهَا . قَالَ حَسِبْتُ أَنَّهُ قَالَ كَانَ أَخَاهَا مِنَ الرَّضَاعَةِ أَوْ غُلاَمًا لَمْ يَحْتَلِمْ .

sein, dass keine Berufshaftpflichtversicherung besteht.[177] Selbst wenn man alles richtig macht und nichts passiert, kann man vor Gericht landen, wie dies in den Medien über Melek B. berichtet wurde (Gärtner 2019): „Ich habe einen Heilpraktiker-Kurs besucht, wegen der Kinder nur noch kein Examen. Im Kurs hieß es, ich dürfte auch so schon Familie und Freunde schröpfen." Jedoch: „Der Freundeskreis wurde durch Mund-zu-Mund-Propaganda immer größer." Laut Anklage wird ihr vor dem Amtsgericht Höchst vorgeworfen, zusammen mit Dominik E. 105 Mal Gläser oder Blutegel angesetzt zu haben.

[177] Auch wenn unerwünschte Nebenwirkungen die Ausnahme sind, können Therapierisiken nie völlig ausgeschlossen werden. Wenn man z. B. nicht weiß oder beachtet, dass bei Diabetikern Wunden oft nicht gut heilen, kann die Gefahr einer Wundinfektion bestehen (die sonst sehr gering ist). Auch Begleitumstände wie ein Sturz bei einer eintretenden Ohnmacht können gefährlich sein, deswegen hat z. B. ein Moscheeverband das früher übliche Schröpfen in ihren Räumlichkeiten untersagt.

Ausblick

Der Gesandte Allahs, Gottes Segen und Frieden auf ihm,
sagte: Während der Nacht von Isra (der Himmelsreise des
Propheten) sagte jede Gruppe von Engeln, an denen ich
vorbeiging: "O Muhammad, befiel deiner Umma, dass sie
das Schröpfen anwenden soll!"[178]

قَالَ حَدَّثَ رَسُولُ اللهِ صلى الله عليه وسلم عَنْ لَيْلَةَ أُسْرِيَ بِهِ أَنَّهُ لَمْ يَمُرَّ عَلَى مَلإٍ
مِنَ الْمَلَائِكَةِ إلاَّ أَمَرُوهُ أَنْ مُرْ أُمَّتَكَ بِالْحِجَامَةِ

İsra gecesi, (Miraca çıktığım gece) meleklerden uğradığım
her büyük cemaatin hepsi bana:
"Ey Muhammed! Ümmetine hacamat olmayı emret,"
dediler.

Die Himmelsreise des Propheten Muhammad ist ein außerordentliches Ereignis, in dieser Nacht durfte er in die Himmel aufsteigen und zahlreichen anderen Propheten begegnen. Bei dieser Gelegenheit wurden den Muslimen die fünf täglichen Gebete zur Pflicht gemacht, eine Erwähnung von Al-Hidschaama bei diesem Ereignis ist deshalb beachtlich.

Vielleicht basierend auf dieser vielverheißenden Überlieferung wird daran gearbeitet, Al-Hidschaama als Wissenschaft zu etablieren, Hidschaamatolgie oder Lehre vom Blutigen Schröpfen. „Hijamatology is a novel term describing the science related to education, knowledge, qualification,

---

[178] Dieses Hadis wurde von Abdullah ibn Abbas überliefert und findet sich im Jami` at-Tirmidhi (2052), von dem es als *Hasan gharib* eingestuft wird (d. h. gut, allerdings hat in der Überliefererkette auf einer Ebene nur eine Person dieses Hadis überliefert); Darussalam hält es für *da'if* (schwach). Die Überlieferung findet sich auch im Sunan ibn Madscha (3477/3479) und wird von Darussalam ebenfalls als *da'if* eingestuft.

practice and research related to Al-hijamah." (Mahmoud et al. 2013)[179]

Wie wir gesehen haben, hat sich beim Blutigen Schröpfen mit der Zeit wenig geändert: die Haut wird eingeschnitten und was danach austritt wird mit Unterdruck entzogen. Heute wissen wir besser, wie wichtig die Hygiene ist (Desinfektion der Haut, sterile Instrumente), auch werden meist andere Materialen benutzt (z. B. Schröpfgläser aus Kunststoff). Wir kennen viel mehr Details über den Aufbau des Körpers (Anatomie), wie dieser funktioniert (Physiologie) und über die Krankheiten des Menschen (Pathologie); Forschungs-bedarf besteht trotzdem. Ziel ist es, die Wirkmechanismen besser zu verstehen, damit die Behandlung angemessen eingesetzt werden kann. Die alten Vorstellungen der Humo-ralpathologie sollten hinterfragt und korrigiert werden. Auch werden nach meiner Einschätzung nicht immer die besten Stellen für die Behandlung gewählt, Untersuchungen dazu sind mir nicht bekannt.[180] Um die geeignetsten Stellen zu finden könnte man neben den Überlieferungen und dem

---

[179] Manchmal verbergen sich auch andere Interessen hinter der Förderung einer Methode: "The revival of hijamah in India [...] is not just the product of an interest among Muslims in India to live according to the Sunna, but it is also influenced by the global market of Complementary and Alternative Medicine which the government of India seeks to lead. " (Stiedenroth 2018)

[180] „Unfortunately, no published research work or medical study is there to compare different anatomical sites to guide us to the most suitable anatomical points to treat different diseases using Al-hijamah." (Mahmoud 2013:6)

Tasten auch auf modernere Techniken zurückgreifen, z. B. Wärmebildaufnahmen.[181]

Gute Studien sind nötig, um die Wirksamkeit bei verschiedenen Erkrankungen zu belegen (evidenzbasierte Medizin). Weltweit gibt es schon ausgesprochen viele Veröffentlichungen zum Thema Hidschaama. Eine Metaanalyse von Cao et al. (2012) über die Schröpfbehandlung in China kommt zu dem Ergebnis, dass bei ca. 85% der 135 randomisierten kontrollierten Studien, die ausgewertet wurden, systematische Fehler bestehen ('high risk of bias'), d. h. Lücken oder Fehler im Design, der Analyse oder der Beschreibung vorliegen; dabei wird ausdrücklich auf eine mangelhafte Beschreibung der Randomisierung und das Problem der Verblindung hingewiesen.[182]

Auch für den Therapeuten sind manche Angaben unbedingt nötig. Es ist mangelhaft, wenn z. B. in einer Studie über die Behandlung der Unfruchtbarkeit nicht einmal die Stellen angegeben werden, an denen geschröpft wurde (vgl. Alshawish et al. 2021), sondern nur ganz allgemein, dass die Daten in drei Schröpfzentren erhoben wurden, oder ähnlich bei

---

[181] Aufnahmen des Rückens mit einer Wärmebildkamera zeigen bei manchen Patienten auffällige Unregelmäßigkeiten, ein umschriebener Teil des Rückens ist wärmer (was auf eine Belastung des entsprechenden Organs hinweisen mag); es bietet sich dann an, gerade an diesen Stellen Hidschaama durchzuführen.
[182] Insgesamt werden in den Studien 56 Krankheiten oder Symptome behandelt, nur bei vier davon wird die Wirkung als wissenschaftlich belegt eingestuft: „Meta-analysis showed cupping therapy combined with other TCM treatments was significantly superior to other treatments alone in increasing the number of cured patients with herpes zoster, facial paralysis, acne, and cervical spondylosis."

einer Blutdruckstudie (Al-Tabakha et al. 2018), in der lediglich angeführt wird, dass die Schröpftherapeuten die Stellen auswählten, ohne diese anzugeben.[183] In einer anderen Studie zur Behandlung von unerfülltem Kinderwunsch wird an ausgesprochen ungewöhnlichen Stellen geschröpft (an den Unterschenkeln und den Füßen), vermutlich Punkte die bei einer Akupunkturbehandlung üblich sind; dies ist zumindest erklärungsbedürftig (Abduljabbar 2016).

Man braucht qualitativ hochwertige Studien, die gut geplant, durchgeführt und ausgewertet werden. Idealerweise ist eine Studie doppelblind, kontrolliert (Vergleich mit Placebo- oder einer anderer Behandlung) und die Zuordnung zu einer der Gruppen erfolgt zufällig (randomisiert).[184] Die höchste Evidenzstufe wird einer Metaanalyse zugeschrieben, stärker als einer einzelnen randomisierten klinischen Studie. Bei Studien zu Hidschaama haben wir die Problematik, dass verfahrensbedingt höchste Qualitätskriterien nicht erfüllt werden können, da weder eine Verblindung noch eine Placebokontrolle möglich ist.[185]

---

[183] „Cupping therapy specialist decides the cupping points required to treat specific diseases/conditions. For hypertension, the participating centers applied cups to the same standard sites known to the professionals."

[184] Doppelblind bedeutet, dass weder der behandelnde Arzt noch der Patient wissen, welche Behandlung durchgeführt wird, bei einer einfachen Verblindung weiß dies nur der Patient nicht; weder das eine noch das andere ist beim Blutigen Schröpfen möglich.

[185] Eine Kontrolle und eine Verblindung werden als so wichtig eingestuft, dass diese manchmal zwanghaft zu erreichen versucht werden. In einer Studie zur Behandlung von Fibromyalgie mit Trockenem Schröpfen wurden die Schröpfgläser in der Kontrollgruppe auf die Haut geklebt und den Patienten erklärt, es handele

Eine gute Studie zu planen, durchzuführen, auszuwerten und zu veröffentlichen ist nicht einfach, kritische Punkte lassen sich oft finden (nicht nur bei wissenschaftlichen Veröffentlichungen zum Thema Hidschaama). Die Zeitschrift, in der eine Studie veröffentlicht wird, kann auch etwas über deren Qualität aussagen, z. B. können unabhängige Wissenschaftler diese vor der Veröffentlichung begutachten (Peer-Review), sodass offensichtliche Mängel davor korrigiert werden müssen.

Bei einem einzelnen geheilten Patienten kann man nicht einfach wissen, ob die Besserung oder Heilung vielleicht durch etwas anderes bewirkt wurde oder auch ohne Behandlung erfolgt wäre. Aussagekräftig kann allerdings eine Fallstudie sein (Single-case Methode), dabei werden Messwerte von ein und derselben Person zu verschiedenen Zeiten und verschiedenen Phasen der Studie (auch behandlungsfreie

sich um eine moderne Schröpfmethode („modern gentle cupping"). Dies ist vermutlich nicht wirklich eine Placebokontrolle, wie dies postuliert wird („sham cupping therapy"), denn auch bei dieser Behandlung wird ein Reiz gesetzt durch einen anfänglichen Unterdruck (der innerhalb von Sekunden wieder verschwindet), auch ist eine Verblindung nicht wirklich möglich. Der Patient spürt natürlich, ob der Unterdruck bestehen bleibt oder nicht, auch wenn den Patienten erzählt wurde, dass es normal sei, dass das Sauggefühl mit der Zeit nachlasse. Die Ergebnisse sind auch nicht überzeugend: „Five cupping treatments were more effective than usual care to improve pain intensity and quality of life in patients diagnosed with the fibromyalgia syndrome. Given that effects were small, and cupping was not superior to sham cupping treatments currently no recommendation for cupping in the treatment of fibromyalgia can be made." (Lauche et al. 2016:9) Es ist ausgesprochen schade, dass in der Studie nicht die Wirkung des Trockenen mit der des Blutigen Schröpfens verglichen wurde.

Zeiten) miteinander verglichen; aussagekräftig wird dies besonders, wenn viele einzelne Fallstudien vorliegen (vgl. Morley 2018).

Auch wenn wir eine gute Studie mit signifikanten Ergebnissen haben, heißt dies übrigens nicht unbedingt, dass die Wirkung für den Patienten auch relevant sein muss. Andererseits kann Hidschaama erfahrungsbedingt eine gute Behandlung für eine Krankheit sein, obwohl keine oder keine guten Studien vorliegen.

Grundlage für die Anwendung bei Erkrankungen, zu denen das Blutige Schröpfen erfahrungsgemäß eine gute Behandlung darstellt und keine Studien vorliegen, ist eine realistische Einschätzung der Möglichkeiten und Grenzen der Methode.

Für problematisch halte ich, um ein Beispiel anzuführen, eine Empfehlung bei der Multiplen Sklerose (MS), wie diese von Gök (2012:148) ausgesprochen wird. Ohne Belege anzuführen hält er Hidschaama bei dieser Erkrankung für ausgesprochen hilfreich („Hacamat MS hastalığını tedavisinde çok faydalıdır").[186] Die Multiple Sklerose (MS) ist eine Autoimmunerkrankung des Zentralnervensystems, die zu verschiedenen Ausfallerscheinungen bis hin zu Lähmungen führen kann. Oft verläuft die Erkrankung in Schüben mit Phasen einer gewissen Besserung dazwischen. Selbst wenn in einem Fall eine Besserung beobachtet wird, ist es sehr schwierig zu beurteilen, ob die Besserung durch die Therapie

[186] Dazu seien mindestens 12-15 Behandlungen nötig, bei denen Stellen auf dem Kopf geschröpft werden, erste Verbesserungen werden nach der 5. oder 6. Sitzung in Aussicht gestellt. Sogar eine Chronifizierung, also weitere Schübe, sollen verhindert werden können.

verursacht wird oder auch ohne diese eingetreten wäre. Psychologisch ist es sicher gut und sinnvoll, auch einem Schwerkranken Hoffnung zu machen, denn letztendlich kommt die wahre Heilung von Gott dem Erhabenen. Übertriebene Erwartungen sollten allerdings nicht geweckt werden.

Es sei noch einmal daran erinnert, dass das Blutige Schröpfen mit anderen Therapien kombiniert werden kann und kombiniert werden sollte, z. B. mit manuellen Therapien und Arzneimitteln.[187] Es ist kein Wundermittel, dafür aber eine bewährte wirksame Behandlung bei vielen Beschwerden und Krankheiten. Da es sich um eine invasive Therapie handelt, wird man Hidschaama nur wenn nötig und auch nicht zu häufig anwenden.

Trotz jahrtausendelanger Erfahrung und unzähliger Studien begegnen uns Darstellungen über das Schröpfen, die unter dem Deckmantel der Wissenschaftlichkeit jegliche Heilwirkung verneinen. Um diese einordnen zu können, wollen wir uns exemplarisch mit zwei solcher Stellungnahmen auseinandersetzen.[188]

Wenn irreführende Informationen im Kontext von richtigen stehen, ist dies schwierig zu durchschauen, denn so eine Beurteilung scheint zuverlässig zu sein. Oft machen wir uns nicht die Mühe, ein eigenes Urteil zu fällen und verlassen uns auf die Beurteilung anderer. Im Online-Wörterbuch *Wikipedia* schlagen viele nach, um sich über ein Thema zu informie-

---

[187] Bei Rückenschmerzen wende ich persönlich vor Hidschaama oft eine manuelle Therapie an, und zwar die Dorn-Therapie.
[188] Kritik ist immer willkommen, wenn sie konstruktiv und angemessen ist.

ren. Unter dem Stichwort „Schröpfen" erhalten wir dort an sich viele anschauliche Informationen und gute Literaturhinweise; im Vorspann des Beitrags steht allerdings das pauschale Urteil: „Ein wissenschaftlicher Nachweis für eine medizinische Wirksamkeit des Schröpfens existiert nicht."[189] Ohne nach Art und Technik des Schröpfens, der geschröpften Stellen und der Indikationen zu differenzieren ist diese Einschätzung einfach nicht richtig. Ein wissenschaftlicher Eindruck wird durch einen Literaturverweis auf eine Veröffentlichung über Krebstherapien erweckt, die als Begründung völlig ungeeignet ist.

Ähnlich zu bewerten ist ein Urteil von Sax (2020), der die wissenschaftlichen Studien und Veröffentlichungen als Versuch bewertet, *hijama* zu legitimieren („quasi-scientific attempts to prove the efficacy of *hijama*", „it is a kind of advocacy that uses science to paint the most positive picture of *hijama* that it can"). Seine Veröffentlichung untersucht ein Thema, das er als Exorzismus von Muslimen bezeichnet; dass sich ein Anthropologe, dessen medizinische Kenntnisse bescheiden sein dürften, zu so weitreichenden Schlussfolgerungen aufschwingt, ist erstaunlich. Er beruft sich bei seiner Aussage auf den ausgezeichneten Artikel von El-Wakil (2011) und behauptet folgendes: „In his discussion of the results of randomised clinical trials he honestly acknowledges that there is nothing more than 'some suggestive evidence' for the efficaciousness of the practice." Suchen wir allerdings diese Stelle in der Veröffentlichung, dann zeigt es sich, dass das Zitat aus einem Review stammt (das von Khalil et al. zitiert wird) und sich nur auf eine ausgewählte Indika-

---

[189] https://de.wikipedia.org/wiki/Schröpfen vom 15.11.2024

tion („pain conditions") bezieht.[190] Im Artikel selber finden wir eine andere Schlussfolgerung: „Despite the conclusions that there were drawn from the systematic review, the assertions made in *al-Dawā' al-'Ajyb* should not be dismissed. If given due credit by medical doctors and practitioners of complementary medicine, it could potentially be demonstrated under rigorous and controlled studies that ḥijāma can alleviate pain in a wide number of medical conditions. However, as the review noted, future RCTs ,must overcome the methodological shortcomings of the existing evidence', to provide firm evidence in determining the effectiveness of ḥijāma."

Sax behauptet übrigens auch fälschlicherweise, Hidschaama würde im edlen Koran erwähnt.[191]

Muslime werden sich von solchen Darstellungen eher nicht beirren lassen, zumal der Islam regelmäßig verzerrt dargestellt wird. Al-Hidschaama ist Sunna, deshalb wird dieses bewährte Heilverfahren auch weiter praktiziert werden, inschaAllah.

Mit den Worten des Arztes Johann Abele (2003:X), der eine Reihe von ausgezeichneten Büchern über das Thema verfasst

---

[190] Das Zitat aus dem Review von Kim et al. (2011) lautet vollständig: „In conclusion, the results of our systematic review provide some suggestive evidence for the effectiveness of cupping in the management of pain conditions. However the total number of RCTs [randomized controlled trials] included in the analysis and the methodological quality were too low to draw conclusions."

[191] „Proponents of *hijama* believe that this cleans and purifies the blood, and it is used for a variety of therapeutic purposese. The practice is mentioned in the Qur'an, ...". An keiner Stelle im edlen Koran kommt Al-Hidschaama vor.

hat, möchte ich die Schlussfolgerung ziehen, dass wir auf die Schröpftherapie nicht verzichten dürfen.

„Aber auch im westlichen Kulturkreis gibt es solch eine alte 'invasive' Therapie, die sich freilich im Laufe von Jahrtausenden ganz bedeutend verfeinert hat: das Schröpfen. Ich behaupte, dass wir darauf weder heute noch jemals verzichten dürfen. Es greift unmittelbar in die Selbstregulation des Körpers ein auf Wegen, die wir uns nicht immer ganz deutlich machen können."[192]

„Ein Arzt, der sich an die Schröpfung gewöhnt hat, wird sie als Basisbehandlung zu all seinen anderen Möglichkeiten nicht mehr missen wollen. Sie erscheint ihm als die ideale Therapie, da ohne sie keine dauerhafte Beeinflussung der Reflexzonen denkbar ist. Nach all dem bisher Dargestellten muss die Reflexzone immer mitbehandelt werden, wenn man die Kybernetik im Körper wieder in Gang setzen will." (Abele 2003:59)[193]

[192] Abele vergleicht das Schröpfen mit der seit 5000 Jahren fast unverändert angewandten Akupunktur.
[193] *Kybernetik* bezeichnet biologische Regelkreise: „Der Körper ist ein Kybernet, eine sich selbst steuernde, reparierende und ständig überwachende Einheit, welche in jedem Augenblick den ihr höchstmöglichen Vollkommenheitszustand anstrebt." (Abele 2003:30)

Literatur

Abd al-Jawad, Mohamed Elsayed Mohamed; Adel Mohamed Saeed, Ahmed Elsayed Badawy, Nevine M. Mohamed Abd Elfattah (2011): Evaluation of Wet Cupping Therapy (Hijama) as an Adjuvant Therapy in the Management of Bronchial Asthma.Indian Journal of Physiotherapy & Occupational Therapy, 5 (4):122

Abduljabbar, Hassan, Anhar Gazzaz, Samiha Mourad, Ayman Oraif (2016): Hijama (Wet Cupping) for Female Infertility Treatment: A Pilot Study. International Journal of Reproduction, Contraception, Obstetrics and Gynecology 5(11):3799-3801

Abele, Johann [2013, 10. aktualisierte Auflage (1. Auflage 1982)]: Schröpfkopfbehandlung. Theorie und Praxis. Stuttgart

Abele, Johann [2003 (5. durchgesehene Auflage)]: Das Schröpfen. Eine bewährte alternative Heilmethode. München

Ahmadi, Alireza, David C. Schwebel, Mansour Rezaei (2008): The Efficacy of Wet-Cupping in the Treatment of Tension and Migraine Headache. The American Journal of Chinese Medicine 36(1):37– 44

Ahmed, Asif, Rafeeq Alam Khan, Amjad Ahsan Ali and M. Ahmed Mesaik (2011): Effect of Wet Cupping Therapy on Virulent Cellulitis Secondary to Honeybee Sting – A Case Report. Journal of Basic and Applied Sciences 7(2):123-125

Ahmed, S. M., N. H. Madbouly, S. S. Maklad, E. A. Abu-Shady, (2005): Immunomodulatory Effects of Bloodletting Cupping Therapy in Patients with Rheumatoid Arthritis. The Egyptian Journal of Immunology 12(2):39-51

Al-Bedah, A. M., I. S. Elsubai, N. A. Qureshi, T. S. Aboushanab, G. I. Ali, A. T El-Olemy, M. S. Alqaed, (2019): The Medical Perspective of Cupping Therapy: Effects and Mechanisms of Action. Journal of Traditional and Complementary Medicine 9(2): 90-97

Aleyeidi, Nouran A., Khaled S. Aseri, Shadia M. Matbouli, Albaraa A. Sulaiamani, Sumayyah A. Kobeisy (2015): Effects of Wet-Cupping on Blood Pressure in Hypertensive Patients: A Randomized Controlled Trial. Journal of Integrative Medicine 13(6):391–399

Alshawish, Eman, Haneen Habiballah, Alaa Habiballah, Duha Shellah (2021): Using of Cupping Therapy among Palestinian Women in Reproductive Age Using a Cross-Sectional Survey. Diversity and Equality in Health and Care 18(2):254-257

Alshowafi, Fairouz K. (2010): Effect of Blood Cupping on Some Biochemical Parameter. Medical Journal of Cairo University 78:311-315

Al-Tabakha, Moawia M., Farah Tariq Sameer, Mai Hafiz Saeed, Rafah Montaser Batran, Nada Tarek Abouhegazy, Alaa A. Farajallah (2018): Evaluation of Blood Letting Cupping Therapy in the Management of Hypertension. Journal of Pharmacy and Bioallied Sciences 10:1-6

Al-Tawarah, Nafe M. (2022): Long-Term after-Effects of Wet Cupping Therapy on some Inflammatory Mediators and Antioxidant Parameters in Jordanian Healthy Adult Men. Bahrain Medical Bulletin 44(3)

Arslan, Muüzeyyen, NesibeYeşilçam, Duygu Aydin, Ramazan Yüksel, Şenol Dane (2014): Wet Cupping Therapy Restores Sympathovagal Imbalances in Cardiac Rhythm. The Journal of Alternative and Complementary Medicine 20(4):318-21

Aschner, Bernhard [1986, 8. Auflage (1. Auflage 1928)]: Lehrbuch der Konstitutionstherapie. Stuttgart

Bachmann, Gerhard (1952): Die Schröpfkopfbehandlung. Mit geschichtlichem Beitrag von Friedrich Pecker. Ulm

Baghdadi, Hussam, Nada Abdel-Aziz, Nagwa Sayed Ahmed, Hany Salah Mahmoud, Ayman Barghash, Abdullah Nasrat, Manal Mohamed Helmy Nabo, Salah Mohamed El Sayed (2015): Ameliorating Role Exerted by Al-Hijamah in Autoimmune Diseases: Effect on Serum Autoantibodies and Inflammatory Mediators. International Journal of Health Sciences, Qassim University 9(2)

Barak, Orr, James R. Treat, William D. James (2005): Antimicrobial Peptides: Effectors of Innate Immunity in the Skin. Advances in Dermatology 21:357-374

Baranska, Anna, Alaa Shawket, Mabel Jouve, Myriam Baratin, Camille Malosse, Odessa Voluzan, Thien-Phong Vu Manh, Frédéric Fiore, Marc Bajénoff, Philippe Benaroch, Marc Dalod, Marie Malissen, Sandrine Henri, Bernard Malissen (2018): Unveiling Skin Macrophage Dynamics Explains Both Tattoo Persistence and Strenuous Removal. Journal of Experimental Medicine 215(4):1115-1133

Beissner, Florian, Christian Henke, Paul U. Unschuld (2011): Forgotten Features of Head Zones and Their Relation to Diagnostically Relevant Acupuncture Points. Evidence-Based Complementary and Alternative Medicine, Article ID 240653

Benli, Ali Ramazan, Didem Sunay (2017): Changing Efficacy of Wet Cupping Therapy in Migraine with Lunar Phase: A Self-Controlled Interventional Study. Medical Science Monitor 23:6162-6167

Blunt, Stavia B., Heow Pueh Lee (2010): Can Traditional "Cupping" Treatment cause a Stroke? Medical hypotheses 74(5):945-949)

Blutiges Schröpfen und Kauterisation (2003) (o.V.): https://www.hallodubai.com/blutiges-schroepfen-und-kauterisation/, veröffentlicht am 05.01.2003, aktualisiert am 02.11.2011, zuletzt abgerufen am 27.08.2024.

Cao, Huijuan, Xun Li, Jianping Liu (2012): An Updated Review of the Efficacy of Cupping Therapy. PLoS ONE 7(2)

Chirali, Ilkay Zihni (2002): Schröpftherapie in der Chinesischen Medizin. München, Jena

Cikar, Selma, Gamze Ustundag, Seda Haciabdullahoglu, Sevda Yuksel, Senol Dane (2015): Wet Cupping (Hijamah) Increases Sleep Quality. Clinical and Investigative Medicine 38(4):74-76

De Young, Mary (2015): Encyclopedia of Asylum-Therapeutics, 1750-1950:71

Dlawr, Muhmmad (2008): Traditionelle kurdische Heilkunde und Krankheitsverhalten: Eine ethnomedizinische Untersuchung in der Provinz Erbil, Irakisch-Kurdistan. University of Zurich

El-Domyati, Moetaz, Fatma Saleh, Manal Barakat, Nageh Mohamed (2013): Evaluation of Cupping Therapy in Some Dermatoses. Egyptian Dermatology Online Journal 9(1):2

El-Ghitany, Engy Mohamed , Moataza M. Abdel Wahab, Ekram W. Abd El-Wahab, Safaa Hassouna, Azza G. Farghaly (2014): A Comprehensive Hepatitis C Virus Risk Factors Meta-Analysis (1989–2013); Do they Differ in Egypt? Liver International 35(2):489-501

El Sayed, Salah Mohamed., Hany Salah Mahmoud, Manal Mohamed Helmy Nabo (2013): Medical and Scientific Bases of Wet Cupping Therapy (Al-hijamah): In Light of Modern Medicine and Prophetic Medicine Alternative & Integrative Medicine 2:5

El Sayed, Salah Mohamed, Abdel-Salam Al-quliti, Hany Salah Mahmoud, Hussam Baghdadi, Reham A. Maria, Manal Mohamed Helmy Nabo, Ahmad Hefny (2014): Therapeutic Venefits of Al-hijamah: in Light of Modern Medicine and Prophetic Medicine. American Journal of Medical and Biological Research 2(2):46-71.

El Sayed, Salah Mohamed (2023): Al-Hijamah (Prophetic Wet Cupping Therapy) is a Novel Adjuvant Treatment for Viral Hepatitisthat Excretes Viral Particles and Excess Ferritin Percutaneously, Synergizes Pharmacotherapy, Enhances Antiviral Immunity and Helps Better HCC Prevention and Treatment: A Novel Evidence-Based Combination with Prophetic Medicine Remedies. Journal of Hepatocellular Carcinoma 10:1527–1546

El-Wakil, Ahmed (2011): Observations of the Popularity and Religious Significance of Blood-Cupping (*Al-ḥijāma*) as an Islamic Medicine. Contemporary Islamic Studies 2

Esposito, Gianluc, Peipei Setoh, Sachine Yoshida, Kumi Kuroda (2015): The Calming Effect of Maternal Carrying in Different Mammalian Species. Frontiers in Psychology 6:445

Frenkel, Wolf Gerhard, U. Pecs Zoltan Molnar, Georg Bamberger (2014, 2. überarbeitete Auflage): Gesund durch Schröpfen. Stuttgart

Freytag, Sascha (2018): Darstellung einer evidenzbasierten Karte der Headschen Zonen. Diss. Bibliothek der Medizinischen Hochschule Hannover

Gärtner, Kolja (2019): Es soll schlau machen. Paar schröpfte ohne Lizenz Patienten. https://www.bild.de/regional/frankfurt/frankfurt-aktuell/frankfurt-es-soll-schlau-machen-paar-schroepfte-ohne-lizenz-patienten-63771274.bild.html (zuletzt abgerufen am 10.09.2024)

Gök, Süleyman (2012): Hacamat (KupaTerapisi). Istanbul

Gok, Sumeyye, Fatmanur Hacievliyagil Kazanci, Husamettin Erdamar, Nurcan Gokgoz, Siti Sugih Hartiningsih, Senol Dane (2017): Is it Possible to Remove Heavy Metals from the Body by Wet Cupping Therapy (*Al-hijamah*)? Indian Journal of Traditional Knowledge 15 (4):700-704

Guo, Yang, Bo Chen, Dong-qiang Wang, Ming-yue Li, Calista Hui-min Lim, Yi Guo, Zelin Chen (2017): Cupping Regulates Local Immunomodulation to Activate Neural-Endocrine-Immune Worknet. Complementary Therapies in Clinical Practice 28:1-3

Han, Ji-Sheng (2004): Acupuncture and endorphins. Neuroscience Letters 361(1-3):258-61.

Hassan, Ali M., Sarah M. Mohammed Kamel, Ahmed Torad, Amgad Hazzaa, Ahmed M. Salama (2023): Effect of Wet Cupping Therapy on Reducing Blood Pressure in Primary Hypertensive Patients: A Preliminary Study. SVU-International Journal of Medical Sciences 6(1):476-483

Jabin, Azhar, Shiekh Haneef Mohammad (2023): Al Hijamah. Schröpftherapie in der Unani-Medizin. London, Chisinau[194]

Jing-Chun, Zhao, Yu Jia-Ao, Xian Chun-Jing, S. Kai, Lu Lai-Jin (2014). Burns Induced by Cupping Therapy in a Burn Center in Northeast China. Wounds 26(7):214-220

Joushan, Abbas, Rasool Choopani, Khosrow Agin, Hoorieh Mohammadi Kenari (2020): The Role of Manual Therapy/Practices (Dry Cupping, Wetcupping, Leech Therapy, Venesection, Orphlebotomy) in Lung Diseases. European Journal of Molecular & Clinical Medicine 7(1)

Kim, Jong-In, Myeong Soo Lee, Dong-Hyo Lee, Kate Boddy, Edzard Ernst (2011): Cupping for Treating Pain: A Systematic Review. Evidence-Based Complementary and Alternative Medicine, Article ID 467014

Kocabaş, Mehmet (2006): Hacamat ve Faydaları. Istanbul

Kose, A. Aydan, Yakup Karabağli, Cengiz Cetin (2006): An Unusual Cause of Burns Due to Cupping: Complication of a Folk Medicine Remedy. Burns: Journal of the International Society for Burn Injuries 32(1):126-7

[194] Bei dieser deutschen Ausgabe handelt es sich vermutlich um eine automatische Übersetzung aus dem Englischen, die weder durchgesehen noch geprüft wurde. Dies führt zu vielen merkwürdigen, irreführenden und falschen Ausdrücken; sogar die Bibliographie ist übersetzt, englischsprachige Titel werden in deutscher Übersetzung wiedergegeben.

Kraft, Karin, Rainer Stange (Hrsg.) (2010): Lehrbuch der Naturheilverfahren. Stuttgart

Kulahci, Yalcin, Celalettin Sever, Cihan Sahin,, Rahmi Evinc (2011): Burn Caused by Cupping Therapy. Journal of Burn Care & Research 32(2)

Layıka, Kübra (2019): Islamische Heilkunde. Schröpfen „Hidschama" – das ultimative Heilmittel? https://www.islamiq.de/2019/01/05/schroepfen-hid-schama-das-ultimative-heilmittel/ (zuletzt abgerufen am 15.06.2023)

Lauche, Romy (2011): Der Einfluss von Blutigem und Trocke-nem Schröpfen auf chronische Nackenschmerzen, mechani-sche Perzeptions- und Schmerzschwellen sowie die Körper-wahrnehmung. Duisburg-Essen

Lauche, Romy, Julia Spitzer, Barbara Schwahn, Thomas Ostermann, Kathrin Bernardy, Holger Cramer, Gustav Dobos, Jost Langhorst (2016): Efficacy of Cupping Therapy in Patients with the Fibromyalgia Syndrome - a Randomised Placebo Controlled Trial. Scientific Reports 6:37316

Lee, Hyo Jin, Nam Hwan Park, Hwan Jung Yun, Samyong Kim, Deog Yeon Jo (2008). Cupping Therapy-induced Iron Deficiency Anemia in a Healthy Man. The American Journal of Medicine 121(8)

Lee, Myeong Soo, Tae-Young Choi, Byung-Cheul Shin, Chang-ho Han, Edzard Ernst (2010): Cupping for Stroke Rehabilitation: A Systematic Review. Journal of the Neurological Sciences 294(1-2):70-3

Madani, Tariq Ahmed (2007): Hepatitis C Virus Infections Reported in Saudi Arabia over 11 Years of Surveillance. Annals of Saudi Medicine 27(3):191-194

Mahmoud, Hany Salah, Moustafa Abou-El-Naga, Nassar Ayoub Abdelatif Omar, Hany Ali El-Ghazzawy, Yasser Mohamed Fathy, Manal Mohamed Helmy Nabo, Salah Mohamed El Sayed (2013): Anatomical Sites for Practicing Wet Cupping Therapy (Al-Hijamah): In Light of Modern Medicine and Prophetic Medicine. Alternative & Integrative Medicine 2(8)

Mayberry, John F., Affifa Farrukh (2019): A Critical Review of Publications Related to Al-Hijama Therapy. Journal of Clinical & Community Medicine 1(2)

Malik, Imran Ahmad, Sohail Akhter, Mohammad Amjad Kamal (2015): Treatment of Psoriasis by Using Hijamah: A Case Report. Saudi Journal of Biological Sciences 22:117–121

Malone-Povolny, Maggie J., Sara E. Maloney, Mark H. Schoenfisch (2019): Nitric Oxide Therapy for Diabetic Wound Healing. Advanced Healthcare Materials 8(12)

Michael, A. I., T. O. Akande (2016): Cupping Therapy Burn in an African. Nigerian Journal of Plastic Surgery 12(1):26

Michalsen, Andreas, Silke Bock, Rainer Lüdtke, Thomas Rampp, Marcus Baecker, Jürgen Bachmann, Jost Langhorst, Frauke Musial, Gustav J. Dobos (2009): Effects of Traditional Cupping Therapy in Patients with Carpal Tunnel Syndrome: A Randomized Controlled Trial. The Journal of Pain 10(6):601-608

Morley, Stephen [ed. by Clara Masterson and Chris J. Main] (2018): Single-case methods in clinical psychology: A practical guide. Abingdon, New York

Niasari, Majid, Farid Kosari, Ali Ahmadi (2007): The Effect of Wet Cupping on Serum Lipid Concentrations of Clinically Healthy Young Men: A Randomized Controlled Trial. The Journal of Alternative and Complementary Medicine 13:79-82.

Nisar, Muhammad K. (2018): Cupping (Hijama) Treatment: Benign or Sinister?. Journal of Patient Safety 14(1)

Noor, Sabeela, Saida Haider, Fasiha Fatima, Mahparah Mumtaz (2021): Al-Hijama- A Possible Cure for Depression: A Pilot Study. Scholars International Journal of Traditional and Complementary Medicine 4(11):181-185.

Piotrowski-Manz, Hedwig (2015, 6. überarbeitete und erweiterte Auflage): Die Kunst des Schröpfens. Grundlagen, Durchführung, naturheilkundliche Therapiekonzepte. Stuttgart

Rassoul, Muhammad A. (o.J.): Auszüge aus dem Ṣaḥīḥ Al-Buḫāryy. Köln

Rehman, Abdul, Muhammad Awais (2014): Practice of Cupping (Hijama) and the Risk of Bloodborne Infections. Letters to the Editor/American Journal of Infection Control 42:1139

Sax, William S. (2020): ,The Birth of the (Exorcism) Clinic. Media, Modernity, and the *Jinn*. Science and Scientification in South Asia and Europe, Edited by Axel Micheaels, Christoph Wulf, Chapter 4. Abingdon New York

Schuster, Nicole (2020): Schröpfen: Was die Methode bewirkt. https://www.apotheken-umschau.de/Schroepfen (aktualisiert am 03.02.2020) (zuletzt abgerufen am 15.06.2023)

Sharquie, Khalifa E., Fatema A. Al-Jaralla (2019): Cupping (Hijama) in Skin Diseases with Positive Koebner's Phenomenon: What is New?. Journal of Clinical and Experimental Investigations, 10(3)

Sheikho, Mohammad Amin (o.J.): Cupping. A Phrophetical Medicine Appears in its New Scientific Perspective. Checked and introduced by A. K. John Alias Al-Dayrani.

Shekarforoush, Shahnaz, Mohsen Foadoddini (2012): Cardiac Effects of Cupping: Myocardial Infarction, Arrhythmias, Heart Rate and Mean Arterial Blood Pressure in the Rat Heart. Chinese Journal of Physiology 55(4):253-8.

Simons, Robert J. (1924): Cupping. British Medical Journal 1:38

Sluka, Kathleen A., Olivia C Winter, John A Wemmie (2009): Acid-Sensing Ion Channels: A New Target for Pain and CNS Diseases. Current Opinion in Drug Discovery and Develelopment 12(5): 693–704.

Soliman, Yssra, Nouran Hamed, Amor Khachemoune (2018): Cupping in Dermatology: A Critical Review and Update. Acta Dermatovenerologica Alpina, Pannonica et Adriatica 27(2):103-107

Sprenger, Christian, Arne May, C. Büchel (2010): Schmerz kontra Schmerz. Schmerz 24:569-574.

Stiedenroth, Kira Schmidt (2018): Reviving „A Forgotten Sunna:" Hijamah (Cupping Therapy), Prophetic Medicine, and the Re-Islamization of Unani Medicine in Contemporary India. Contemporary Islam, Published online

Sultana, Arshiya, Khaleeq Ur Rahman, Muzn. Farzana, Azad Lone (2010): Efficacy of Hijamat Bila Shurt (Dry Cupping) on Intensity of Pain in Dysmenorrhoea - A Preliminary Study. Ancient Science of Life 30(2):47-50

Sultana, Arshiya, Khaleeq ur Rahman (2012): Effect of Traditional Dry Cupping Therapy on Heavy Menstrual Bleeding in Menorrhagia: A Preliminary Study. International Journal of Genuine Traditional Medicine 2(4)

Tian, Yu-Ying, Yong-Jing Tian, Bing Wang, Li Yang, Ying-Ying Wang, Jin-Sheng Yang (2013): [Impacts of Bleeding and Cupping Therapy on Serum P Substance in Patients of Postherpetic Neuralgia][Article in Chinese]. Zhongguo Zhen Jiu 33(3):678-81.

Turtay, Muhammet Gokhan, Kasim Turgut, Hakan Oguzturk (2014). Unexpected Lumbar Abscess due to Scarification Wet Cupping: A Case Report. Complementary Therapies in Medicine, 22(4):645-647

Umar, Nafisa K., Sherali Tursunbadalov, Serdar Surgun, Menizibeya O. Welcome, Senol Dane (2018): The Effects of Wet Cupping Therapy on the Blood Levels of Some Heavy Metals: A Pilot Study. Journal of Acupuncture and Meridian Studies 11(6):375-379

Winkle, Stefan (2021): Die Geschichte der Seuchen. München

Xiao, Xian-jun, Lei-xiao Zhang, Yun-zhou Shi, Jun-peng Yao, Wei Cao, Ying Liu, Zi-hao Zou, Si-yuan Zhou, Ming-ling Chen, Chun-xiao Li, Quian-hua Zheng, Ying Li (2020): Cupping Therapy for Patients with Chronic Urticaria: A Systematic Review and Meta-Analysis. Journal of Integrative Medicine 18(4):303-312

Yıldırım, Büşra (2020): Hijâma. Wie es zu Lebzeiten des Propheten praktiziert wurde. Dortmund

Yoshida, Sachine, Gianluca Esposito, Ryuko Ohnishi, Yousuke Tsuneoka, Shota Okabe, Takefumi Kikusui, Tadafumi Kato, Kumi O Kuroda (2013): Transport Response is a Filial-Specific Behavioral Response to Maternal Carrying in C57BL/6 mice. Frontiers in Zoology 10:50

Yurttutan, Gülsüm, Basri Furkan Dağcıoğlu (2020): Huzursuz Bacak Sendromunda Islak Kupa Yönteminin Hastaların Semptom Düzeyi ve Uyku Kalitesi Üzerine Etkisi (The Effect of Wet Cupping Therapy on Patients' Symptom Level and Sleep Quality on Restless Leg Syndrome. Ankara Medical Journal 4:904-916

Stichwortverzeichnis

Achdaʿayn.................................. 30, 32, 40, 62, 66, 109
Aderlass 10, 11, 12, 17, 21, 22, 25, 105
Akne 71
Angina.. 16, 17, 21, 24
Arthrose 74, 86
Asthma 20, 68, 69, 85, 86, 134
Baynal-Katifayn 32, 40, 84
Bluterneuerung 20, 105, 106
Blutgerinnung 52, 99, 106
Bluthochdruck (Hypertonie)......................... 28, 64, 85, 86, 103
Bronchitis 20, 68, 69, 86
Cholesterin... 105, 115
Depression 19, 75, 144
Desinfizieren 49, 51
Diffuse noxious inhibitory controls (DNIC) 90, 108
Entgiftung.. 70, 86, 91, 107
Epilepsie... 18, 76, 77
Fasten..113
Fibromyalgie 127
Furunkel.. 61, 71, 100
Gate control theory.................................... 90, 102, 108
Gelose 34, 104
Goldener Tag...112
Grippe.. 69, 85, 86, 97
Headsche Zonen 33, 40, 102, 139
Heilpraktiker 62, 122, 123
Hepatitis...................................... 24, 59, 81, 139, 143
Histamin...100
Humoralpathologie 26, 115, 125
Iḥrām 62, 114
Kâhil 30, 32, 40, 66, 71

Karpaltunnelsyndrom 75
Kinderwunsch.. 77, 127
Köbner-Phänomen 54
Kopfschmerzen....................16, 32, 56, 57, 61, 62, 63, 69, 85, 86
    Migräne 63, 64, 85, 111
    Spannungskopfschmerzen 64
Krebs.. 80, 83
Lanzette... 27, 28, 37, 55, 71, 72
Lungenentzündung (Pneumonie)............ 15, 16, 67, 68, 85, 86
Menstruationsbeschwerden.. 88, 104
Mondphase... 111
Multiple Sklerose (MS) 129
Muskelatrophie... 89
Muskelverspannungen.. 11, 74
Narben... 28, 51, 53, 71
Neuralgie 69, 97, 107
Ohnmacht... 43, 55, 123
Pischinger-Raum 96
Placebo 108, 127
Psoriasis 54, 82
Restless Legs Syndrom 76
Rückenschmerzen.. 74, 130
Ruqya 118, 119
Salah's-Technik.. 37, 46, 74
Schlaganfall 35, 56, 57, 65, 77
Schuppenflechte.. 54
Schwangerschaft... 58, 78
Sihr (Zauber) 62
Stickstoffmonoxid (NO)............................ 91, 98, 99, 105
Transportreaktion... 32, 91, 110
Urtikaria... 82, 100

Über den Autor

Dr. rer. physiol. M. Sc. **Süleyman Tilmann Böhringer** ist 1960 in Erzingen (Kreis Balingen) geboren und konvertiert im Alter von 21 Jahren zum Islam.

Nach Abitur und Zivildienst lernt er in Münster und Stuttgart den Beruf des Heilpraktikers, 1990 erhält er die Erlaubnis zur Ausübung der Heilkunde ohne Bestallung (Heilpraktikererlaubnis). In Marburg studiert er Humanbiologie an der Philipps-Universität mit Hauptfach Immunologie (Nebenfächer Pharmakologie und Mikrobiologie);[195] in seiner Diplomarbeit testet er ein homöopathisches Arzneimittel.[196] Anschließend promoviert er an der Neurologischen Klinik der Eberhard-Karls-Universität Tübingen und erhält 1995 Rechte und Grad eines Doktors der Humanbiologie (Dr. rer. physiol.).[197]

14 Jahre lang arbeitet er im Praxis- und Apothekenaußendienst der Firma Dr. Willmar Schwabe Arzneimittel, einem bedeutenden Hersteller pflanzlicher Arzneimittel.

---

[195] Der Studiengang Humanbiologie gehört zum Fachbereich Humanmedizin und ist auf die medizinische Forschung ausgerichtet.

[196] *Immunantwort nach Influenza-Impfung zum Wirkungsnachweis von Infludo*R

[197] Die Doktorarbeit hat das Thema *SGPG/SGLPG-ELISA zum Nachweis von Antikörpern gegen das Myelin-assoziierte Glykoprotein*; diese Antikörper sind eine seltene Ursache für eine periphere Neuropathie.

Im Jahre 2013 findet der Autor *alḥamdulillah* (Gott-sei-Dank) in einem Hotelzimmer in Medina (Saudi Arabien) ein kleines türkischsprachiges Buch eines Heilpraktikers über Hidschaama (Kocabaş 2006) und hat dort Gelegenheit, im Zaitona Cupping Center Schröpfbehandlungen mitzuerleben. Seit 2014 führt er eine Naturheilpraxis mit Schwerpunkt Hidschaama (Schröpfen) in Laichingen auf der Schwäbischen Alb. Auch arbeitet er als Erste-Hilfe-Ausbilder.

Im Alter von 56 Jahren beginnt er das englischsprachige Studium 'Molecular and Translational Neuroscience' an der Universität Ulm und schließt im Jahre 2019 mit dem Master of Science ab.[198]

---

[198] In seiner Masterarbeit macht er eine Studie zur Behandlung von Ohrgeräuschen: *Studie zur Langzeitanwendung von amplitudenmodulierten Tönen bei Tinnitus.*

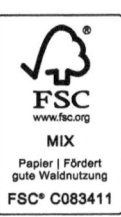

Zeitfracht Medien GmbH
Ferdinand-Jühlke-Straße 7
99095 Erfurt, Deutschland
produktsicherheit@kolibri360.de